U0248609

结直肠内镜黏膜下剥离术操作技巧

Operating Skills for Colorectal Endoscopic Submucosal Dissection（ESD）

主　编　于红刚　蔺　蓉

科学出版社

北　京

内 容 简 介

本书共分 6 章，系统介绍了结直肠内镜黏膜下剥离术（ESD）的临床实践与操作技巧。第 1 章重点叙述了结直肠 ESD 的基础知识、常用器械等；第 2 章详细介绍了结直肠 ESD 的基本操作及要点；第 3 章重点介绍困难 ESD 的操作策略与方法，并附手术实例分析讲解；第 4 章重点介绍结直肠 ESD 常见并发症及其处理方法；第 5 章介绍了 ESD 术后标本的规范化处理方法；第 6 章综述患者术后随访规范与指南。

书中配有大量内镜图片，阐述简明扼要，图片清晰，均为作者近年来在临床工作中所收集。本书是临床开展结直肠 ESD 治疗实用的专业参考书，可供有志于开展并深入钻研结直肠 ESD 的内镜医师，消化内科、胃肠外科、肿瘤外科医师等专业人士参考阅读。

图书在版编目（CIP）数据

结直肠内镜黏膜下剥离术操作技巧 / 于红刚, 蔺蓉主编. -- 北京：科学出版社, 2025. 1. -- ISBN 978-7-03-080455-6

Ⅰ. R735.3

中国国家版本馆 CIP 数据核字第 20247A6B40 号

责任编辑：郭　颖 / 责任校对：张　娟
责任印制：师艳茹 / 封面设计：龙　岩

科 学 出 版 社 出版

北京东黄城根北街 16 号
邮政编码：100717
http://www.sciencep.com

三河市春园印刷有限公司印刷
科学出版社发行　各地新华书店经销

*

2025 年 1 月第 一 版　开本：720×1000　1/16
2025 年 1 月第一次印刷　印张：8 3/4
字数：156 000

定价：99.80 元

（如有印装质量问题，我社负责调换）

主编简介

于红刚　男，湖北武汉人，1968 年 6 月出生，研究
生学历，主任医师，二级教授，博士生导师，武汉大学人
民医院消化病院院长、消化内科主任。现任中华医学会消
化内镜学分会常务委员、中华医学会消化内镜学分会大数
据协作组组长、湖北省医学会消化内镜分会候任主委、国
家消化内镜专业质控中心评审专家，中国医师协会消化内
镜医师培训基地、湖北省人工智能内镜介入诊疗工程研究
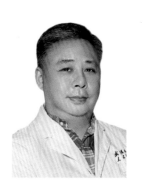
中心、湖北省消化疾病微创诊疗医学临床研究中心、湖北省消化内镜质量控制
中心、消化系统疾病湖北省重点实验室主任。兼任《中华消化杂志》《中华消
化内镜杂志》《胃肠病学》等杂志编委、消化内镜学顶级期刊 GIE 特约审稿人。
研究方向是消化道早癌内镜下早期诊断与治疗、消化道困难内镜黏膜下剥离术
（ESD）手术策略、消化道肿瘤侵袭转移机制、消化内镜人工智能。以第一作者
或通讯作者在国际顶尖期刊 *Lancet Gastroentrol Hepatol*、*Lancet Digital Health*、
Gut、*EClinicalMedicine*、*Endoscopy* 等发表 SCI 论文 120 余篇。

蔺　蓉　女，华中科技大学同济医学院附属协和医院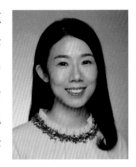消化内科主任，内镜中心主任。现任中华医学会消化病学分会委员，中华医学会消化病学分会青年委员会副主任委员，中国医师协会内镜医师分会常务委员，中国抗癌协会肿瘤内镜分会常务委员，海峡两岸医药卫生交流协会消化内镜分会副总干事，中华医学会消化病学分会胃肠激素学组副组长，中华医学会消化内镜学分会早癌筛查学组秘书。获教育部"青年长江学者"称号，中华医学会青年科学家奖，中国抗癌协会青年科学家奖，湖北省"杰出青年"称号，系湖北省公共卫生拔尖人才，湖北省创新群体首席科学家，科技部重点研发计划课题负责人。

编委名单

主　编　于红刚（武汉大学人民医院）
　　　　蔺　蓉（华中科技大学同济医学院附属协和医院）

副主编　陈明锴（武汉大学人民医院）
　　　　安　萍（武汉大学人民医院）
　　　　沈　磊（武汉大学人民医院）
　　　　张　姮（武汉市中心医院）

编　委（以姓氏笔画为序）
　　　　丁千山（武汉大学人民医院）
　　　　万新月（武汉大学人民医院）
　　　　刘　军（武汉大学人民医院）
　　　　张　军（武汉大学人民医院）
　　　　周　巍（武汉大学人民医院）
　　　　黄　旭（武汉大学人民医院）
　　　　商任铎（武汉大学人民医院）
　　　　董泽华（武汉大学人民医院）

序 一

结直肠癌在我国的发病率日趋升高。提高结直肠病变，尤其是癌前病变的早诊早治效果，是人民群众的健康诉求，更是消化内镜医师面临的迫切任务之一。

内镜黏膜下剥离术（endoscopic submucosal dissection，ESD）是消化内镜医师治疗消化道癌前病变和早癌的重要手段。相较于食管和胃的 ESD，结直肠病变的 ESD 在操作上更为困难：首先，肠道比胃壁更薄，因此穿孔等并发症的风险更高；其次，肠道的弯曲结构使得操作医师对内镜的控制更加不易；再次，很多结直肠病变位于褶皱或皱襞，加之肠腔狭小，手术入路和视野均存在障碍。以上困境使得我国能够出色完成结直肠病变 ESD 的医师数量较少。自 ESD 引入我国以来，虽有一些专业书籍介绍 ESD 的相关设备、操作技巧和经验，但罕有专注于结直肠病变 ESD 的专著——这无疑限制了 ESD 这一重要技术在我国各级医院，尤其是基层医院的应用和推广。

我很高兴看到武汉大学人民医院于红刚教授可以完成这样一本专著。这便于国内同行阅读、学习或参考。于红刚教授是我国消化病领域的知名专家，亦是我国较早开展 ESD 的领军人物之一。尤其对于结直肠病变 ESD，他具有独到的技术见解和娴熟的操作技巧。在百忙的临床和科研工作之余出版这样一本专著，足见他对在我国推广重要内镜技术的责任感。本书图文并茂、详略得当，从多个维度系统介绍了开展结直肠病变 ESD 的要点。我认为该书具有教科书性质的规范作用。

真诚希望对结直肠 ESD 感兴趣的医师、消化专业研究生可以从该书中汲取营养。相信在于红刚教授等同道的努力下，ESD 可以造福我国更多的患者。

张澍田

国家消化系统疾病临床医学研究中心主任

中国医师协会消化医师分会会长

序 二

对于很多消化系统癌前病变和早癌，相较外科手术，内镜黏膜下剥离术（endoscopic submucosal dissection，ESD）具有不改变消化道解剖结构、体表无创口、创伤小、术后并发症少、患者术后生活质量高等优势。随着癌症早筛、早诊、早治在我国的推广，越来越多的基层医院和年轻内镜医师有学习和开展ESD这一技术的需求。

我和红刚相识多年，见证了红刚从国内内镜界的青年才俊，一步步成长为蜚声海内外的知名内镜专家。他尤其擅长肠道ESD，多年来在中华医学会消化内镜学分会年会、中国内镜医师大会上开展手术演示。近年来，红刚更是屡次受邀于海外进行肠道ESD的专题报告、手术演示或带教。由于他在结直肠ESD上的造诣，很多同行和患者亲切地称呼他为"于大肠"。毫无疑问，红刚是目前我国最优秀的内镜医师之一。

在该书中，作者系统而完整地介绍了结直肠病变ESD的背景知识、手术步骤；并基于多年的操作经验，总结了手术过程中的技巧、并发症的防治。除此之外，该书对ESD手术标本的处理、标本的病理学知识、患者术后随访也作了介绍。我认为，那些对结直肠ESD感兴趣的基层医院医师和年轻内镜医师，会从该书中大获裨益。

冀 明

中华医学会消化内镜学分会副主任委员
首都医科大学附属北京友谊医院消化内镜中心主任

目 录

参考文献

请扫二维码

第 1 章

结直肠 ESD 基础知识

第一节　结直肠 ESD 发展史

内镜黏膜下剥离术（endoscopic submucosal dissection，ESD）是一项在内镜下黏膜切除术（endoscopic mucosal resection，EMR）基础上发展而来的内镜下治疗术。近年来，其在临床的应用十分广泛。内镜下组织切除技术可追溯至 20 世纪 60 年代，而真正意义上的 EMR 技术则在 20 世纪 80 年代出现。接下来随着由之衍生的病灶局部注射高渗性肾上腺素生理盐水的内镜切除技术（endoscopic resection with local injection of hypertonic saline-epinephrine solution，ERHSE）和内镜下双圈套器息肉切除术（endoscopic double snare polypectomy，EDSP）的出现，EMR 技术逐渐被世界广泛接受并应用于临床。但 EMR 技术的应用受病灶大小的限制，大于 2cm 的病灶只能分块切除，且病灶完整切除率较低，仅达到 70%。为能进行较大病灶的内镜下切除，在 20 世纪末至 21 世纪初，日本国立癌症中心医院最先使用改进后的针刀在黏膜下层进行内镜下病灶切除手术，ESD 应运而生。ESD 于 2012 年开始应用于结肠病变，并逐步在世界范围内广泛应用。自其开始应用于临床后，多项研究表明，ESD 提高了病灶完整切除率，降低了局部复发率。

在过去 10 年中，ESD 逐步开始在结肠病变治疗领域应用并被推广，而 ESD 也大大提高了早期肠道肿瘤的完整切除率，随着 ESD 技术的不断更新和细化，对手术医师的技术也相应提高。目前很多国内外指南也将 ESD 技术作为结肠病变的治疗手段之一，ESD 也被更广泛的地区所接受。

第二节　手术原理

ESD 属于微创手术，其操作过程均在内镜下进行，且能够整块切除病变组织。

　　结直肠 ESD 的基本操作流程包括：判断病灶是否能被完整切除并确定切除范围、进行黏膜下注射抬高病灶、切开病变周围黏膜、剥离病灶、创面预防性止血。

一、病灶性质及切除范围判断基本原理

　　超声内镜检查可判断病灶的浸润深度，电子染色内镜和化学染色方法可协助判断病灶边界。当难以判断病灶边界、病灶较大或是病变位于结肠屈曲部位或皱襞时，可进行病灶边界标记，确定切开线。为确保病灶完整切除及方便标本固定，切开线需定在病灶周边稍宽的距离。

二、黏膜下注射基本原理

　　病灶切开前应先通过注射针注射黏膜下注射液，以便持久地抬高病灶，而时间也是病变成功切除的关键因素之一。黏膜下注射液的性质则决定了病灶抬高的持久度及组织的损伤程度。不同种类的黏膜下注射液的效果也不同：生理盐水的持续时间不长，而黏性溶液（如透明质酸钠等）则使病灶膨隆更为持久。预防并发症最有效且简便的方法就是保持黏膜下有充足的黏膜下注射液，故黏膜下注射液的选择在 ESD 中尤为重要。

三、电外科装置基本原理

　　电外科装置是 ESD 必不可少的工具，其在标记、周围黏膜切开、病灶剥离及创面止血等过程中均发挥重要作用。它通过内镜设备向目标组织输送高频交流电，以产生热能，实现有效的切割和凝血。切割速度快，止血效果好。

　　切割模式下进行组织切割时，使用的是由连续的高频交流电产生的切割电流，切割过程产生的高密度电流能使组织迅速升温，使组织气化或凝固，进而损坏有效电极尖端接触点下的组织，作用电极端在接触点下可直接产生外科作用。而在电流作用点的细胞则会发生爆裂，细胞内的水分迅速蒸发，产生外科作用的同时周围组织的温度并不会显著升高。

　　凝血模式下的电流通常为间歇性冲击的高压交流电，不同于切割模式的高密度电流，其温度是缓慢上升致使组织脱水变性，细胞不会发生爆裂。当接触点的组织或细胞的温度上升，细胞中的蛋白质变性，便能达到凝血效果。

　　混合模式可通过调整电压和修改电流的开关比例来达到不同的功能，电流开启比例越小，其凝血作用就越大。反之，电流开启比例越大，其切割作用就越大。

第三节 手术适应证

一、结直肠癌 TNM 分期

结直肠癌根据局部浸润深度（T 分期）、淋巴结受累情况（N 分期）以及是否存在远处转移（M 分期）进行分类，治疗策略根据肿瘤 TNM 分期来制定（表 1-1）。

表 1-1 TNM 分期定义

（T 分期：局部浸润深度；N 分期：淋巴结受累情况；M 分期：是否伴有远处转移）

TNM 分期		定义
T 分期	Tx	原发肿瘤无法评价
	T0	无原发肿瘤证据
	Tis	原位癌，黏膜内癌（肿瘤局限于黏膜，未突破黏膜肌层）
	T1	肿瘤浸润至黏膜下层，未累及固有肌层
	T2	肿瘤浸润至固有肌层，未超过固有肌层
	T3	肿瘤穿透固有肌层达结直肠旁组织
	T4a	肿瘤穿透脏腹膜（包括肉眼可见的肿瘤部位肠穿孔，以及肿瘤透过炎症区域持续浸润到达脏腹膜表面）
	T4b	肿瘤直接侵犯或附着于邻近器官或结构
N 分期	Nx	区域淋巴结无法评价
	N0	无淋巴结受累
	N1a	有 1 枚区域淋巴结转移
	N1b	有 2～3 枚区域淋巴结转移
	N1c	无区域淋巴结转移，但浆膜下、肠系膜内、无腹膜覆盖的结肠/直肠周围组织内有肿瘤结节
	N2a	有 4～6 枚区域淋巴结转移
	N2b	有≥ 7 枚区域淋巴结转移
M 分期	Mx	远处转移无法评价
	M0	无远处转移
	M1a	远处转移局限于单个远离部位或器官，但没有腹膜转移
	M1b	远处转移分布于 2 个及以上的远离部位或器官，无腹膜转移
	M1c	腹膜转移，有或没有其他器官转移

日本大肠癌研究会（JSCCR）2019 版结直肠癌治疗指南建议 cTis（M）和 cT1（SM）分期的结直肠癌治疗如图 1-1 所示。由于内镜下切除手术没有淋巴结清扫步骤，结直肠肿瘤的内镜下治疗一般针对的是淋巴结转移可能性极低的病灶。由于淋巴结转移风险较大且 cT1（SM）分期深层浸润癌常发生内镜下切除不彻底的情况（如发生分块切除或切缘阳性的情况）。浸润至黏膜下层深层的早期结直肠癌不考虑进行 EMR 或 ESD 治疗。而 cTis（M）或 cT1（SM）分期浅层浸润癌属于内镜下切除指征。

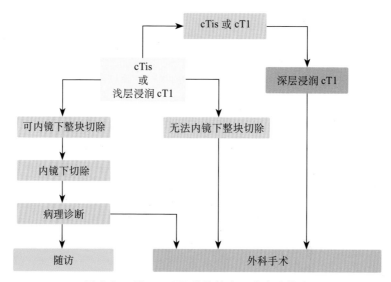

图 1-1　cTis 及 cT1 分期结直肠癌治疗策略

二、结肠 ESD 适应证

目前，结肠 ESD 的适应证为 EMR 手术难以整块切除的病变：包括肿瘤大小 ≥ 20mm、淋巴结转移可能性低的早期结直肠癌或结直肠癌前病变。术前须依据抬举征、放大内镜或内镜超声检查评估是否可切除相关病变。

结肠 ESD 适应证具体包括：

①直径超过 20mm 的平坦型息肉。

②圈套器整块切除困难的非颗粒型侧向发育型息肉（laterally spreading tumors：non-granular type，LST-NG）。

③具有 VI 型的 pit pattern 的病变。

④仅浸润黏膜下层浅层的浸润癌。

⑤较大的凹陷型肿瘤。

⑥较大的疑似癌的隆起型病变。

⑦因病变蠕动或活检造成的伴有黏膜下层纤维化的黏膜内肿瘤。

⑧溃疡性结肠炎等慢性炎症背景中的散发局灶性肿瘤。

⑨抬举征阴性的腺瘤和早期结直肠癌。

⑩超过 10mm 的 EMR 手术后残留或复发，再次 EMR 切除困难的病变。

⑪反复活检仍不能证实为癌的低位直肠病变等，若内镜切除后，局部残余病灶为早期结直肠癌，则需要进行 ESD；若局部残余病灶为腺瘤，则行 EMR 或消融即可治愈（表 1-2）。

表 1-2　日本国家癌症中心结直肠 ESD 指征

指征	肿瘤大小（mm）			
	< 10	10 ～ 20	20 ～ 30	> 30
LST-NG	EMR	EMR	ESD	可能 ESD
LST-G	EMR	EMR	EMR	可能 ESD
残留或复发的肿瘤	EMR	EMR/ESD	可能 ESD	可能 ESD
直肠类癌	EMR	ESD/ 外科手术	外科手术	外科手术

注：EMR. endoscopic mucosal resection，内镜黏膜切除术；ESD. endoscopic submucosal dissection，内镜黏膜下剥离术；LST-G. laterally spreading tumor granular type，颗粒型侧向发育型息肉；LST-NG. laterally spreading tumor nongranular type，非颗粒型侧向发育型息肉

在内镜治疗手段中，ESD 是最适合病变整块切除的方法，可实现完整、精确的病理评估，降低局部复发率。随着 ESD 在我国应用日益广泛，熟练掌握其适应证、原理及操作十分重要。

第四节　结直肠 ESD 术前诊断

术前对结直肠肿瘤的大体形态、微血管、微结构进行准确、全面评估，对预测肿瘤浸润深度、判断 ESD 适应证至关重要。通过判断白光 / 图像增强内镜下不同分型或进行超声内镜诊断，可以一定程度上反映病灶浸润深度。当检测到病变时，首先使用白光内镜（WLE）来评估内镜下的病灶大体形态和颜色。然后使用 NBI 在正常和高放大倍数下增强表面和毛细管特征。接着可以使用靛胭脂（IC）染料进行色素内镜检查，在正常放大倍数下描绘病变的宏观形态，在高倍 CE 下可以看到结直肠腺管开口。当怀疑是恶性病变时，需要更详细地描述细微的表面特征（Kudo 的 V 形肠腺管开口），通常需要结晶紫染色和高倍镜观察。

一、白光内镜下病灶形态学分类

巴黎分型于 2002 年制定并于 2003 年更新，旨在对胃肠道浅表性肿瘤病变进行分类。浅表性肿瘤的具体定义为：在内镜检查中被认为是良性腺瘤、黏膜内癌或黏膜下癌的病灶。巴黎分类按照白光下形态学将这些病灶分为三个组：隆起型（Ⅰ型）、平坦型（Ⅱ型）和凹陷型（Ⅲ型）。Ⅰ型病变可进一步细分为带蒂（Ⅰp型）和无蒂（Ⅰs型）病变。Ⅱ型病变可细分为浅表隆起（Ⅱa型）、浅表平坦（Ⅱb型）和浅表凹陷（Ⅱc型）病变。0-Ⅱb型在肠道中很少见，第三种凹陷型（0-Ⅲ型），较少见于结肠（图1-2）。

0-Ⅰs型和0-Ⅱa型病变均为隆起型，有时难以区分，其区分要点是病变的高度：与闭合活检钳的高度（2.5mm）相比，0-Ⅰs型病灶 > 2.5mm，0-Ⅱa型病灶 < 2.5mm。在0-Ⅱ型病变中，部分病变既有隆起又有凹陷。0-Ⅱc+Ⅱa型病灶为凹陷型病变，部分隆起；0-Ⅱa+Ⅱc型为隆起型病变，部分凹陷。

带蒂形态（Ⅰp型）的病变一般建议圈套器切除，无蒂形态病变一般进行黏膜下切除或剥离。具有凹陷形态（0-Ⅱc/Ⅱa+c）的病变与恶性肿瘤密切相关，其黏膜下浸润的风险最高，为 27.0% ～ 35.9%，平坦型（0-Ⅱa）病变为 0.7% ～ 2.4%。对于小于 6 ～ 10mm 的凹陷型（0-Ⅱc）病变，40% 以上包含黏膜下浸润癌；对于大于 20mm 的凹陷型（0-Ⅱc）病变，几乎都含有黏膜下浸润癌。

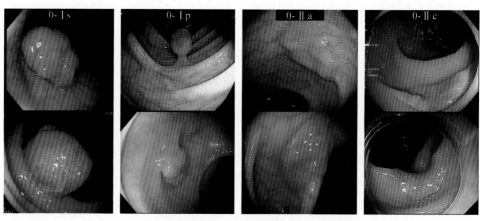

图1-2　白光内镜下结直肠病灶巴黎分型典型图

近年来，非息肉样结直肠肿瘤（non-polypoid colorectal tumors，NPT）越来越受到人们关注，尤其是超过 10mm 的大型扁平肿瘤病变。与相同大小的带蒂病变相比，这类病变更容易发生高度异型增生和局部浸润。Okamoto 等将 > 10mm、平坦型（0-Ⅱ）或无蒂（0-Ⅰs）并沿结肠壁横向生长的结直肠息肉称为侧向发育型病变（laterally spreading tumor，LST）。根据表面形态分为颗粒型（laterally spreading tumor，granular type，LST-G）、非颗粒型（laterally spreading tumor，non-granular type，LST-NG）两大亚型。LST-G 根据表面分布是否均匀，进一步分为均匀大小的均质型（laterally spreading tumor，granular-homogenous type，LST-G-H）和大小不一的结节混合型（laterally spreading tumor，granular-nodular mixed type，LST-G-NM）。LST-NG 表面光滑，进一步分为扁平隆起型和假凹陷型。

非息肉样病变通常平坦或略微隆起，并倾向于横向生长。在凹陷的病变中，细胞增殖生长通常在结肠壁深处进行，因此即使对较小的病变，也会增加黏膜下浸润的风险。具有均匀表面形态的 LST-G，无论其大小如何，黏膜下浸润的风险都较低（＜2%），而具有混合大小结节的 LST-G 具有较高的黏膜下浸润风险（＜20mm 的病灶为 7.1%，＞30mm 的病灶 38%）。LST-NG 的黏膜下浸润风险更高，特别是伴有假性凹陷形态的 LST-NG（＜20mm 的病灶为 12.5%，＞30mm 的病灶 83.3%）。凹陷形态的病变很少见（占所有 NPT 的 1%～6%），但黏膜下浸润的总体风险最高，为 27%～35.9%。

二、图像增强内镜（image–enhanced endoscopy，IEE）分型

（一）Pit pattern 分型

大肠黏膜中，单层柱状上皮构成规律排列的单一管状腺，腺管中心有类圆形隐窝开口于黏膜表面（腺管开口，crypt-opening，pit）。1996 年，Kudo 等首次基于放大内镜下腺体开口形态提出 PP 分型（pit pattern，PP），在世界范围内被广泛使用。常用染料包括靛胭脂、亚甲蓝、甲酚紫等局部喷洒可提高诊断的准确率。PP 分型分为 5 种类型：PP Ⅰ型（圆形）、PP Ⅱ型（星芒状）、PP Ⅲ型（管状）、PP Ⅳ型（树枝状或脑回状）、PP Ⅴ型（无结构）。在正常组织标本中，黏膜腺管开口从表面观察通常为圆形（Ⅰ型 pit）。当黏膜组织发生增生后，会形成锯齿状改变，水平断面可以观察到类似星星的形态（Ⅱ型 pit）。发展成肿瘤性病变后，上皮出现腺管的融合性改变，因此腺管开口的形态随之发生变化，大小不等（Ⅲ L 型 pit）。此外，在全层范围内也会出现短的单一腺管发育构造（Ⅲ S pit）。上皮形成绒毛状增殖时，pit pattern 变得模糊，观察表面构造时，呈现为脑回状（Ⅳ型 pit）。在黏膜内出现癌腺管后，pit 排列变得紊乱和不规则（ⅤI 型 pit）。随着癌腺管从黏膜层向黏膜下层浸润，黏膜层构造被破坏，露出黏膜下层，此时 pit 形态基本观察不到（ⅤI 型 pit）。

Kudo Ⅴ型（ⅤI 和 Ⅴ N）通常提示恶性病变。其中，Ⅴ N 型是指内镜下无法切除的浸润性癌。ⅤI 型 pit 一般代表非浸润性癌（Tis/high-grade dysplasia，

或浅层浸润癌），可通过内镜切除。然而，一些高度不规则的 VI 型 pit 形态可能代表深层浸润癌，内镜医师应该意识到这种可能性。

（二）NICE 分型（narrow-band imaging International Colorectal Endoscopic Classification）

1999 年，窄带成像（narrow-band imaging，NBI）系统在日本首次开发，被用于诊断胃肠道瘤性病变。随着电子染色内镜的不断发展，NBI 得到广泛应用。在 2009 年，结肠肿瘤 NBI 兴趣小组（the Colon Tumor NBI Interest Group，CTNIG）提出了 NICE 分型，可以在放大或不放大的情况下使用，并且不需要使用染料喷雾，较为简单实用，时至今日仍被广泛使用。NICE 分型是根据息肉表面的 NBI 特征对结直肠息肉进行分类。NICE 分型涉及三个特征：结直肠息肉的颜色、血管和表面模式。

1 型

色泽：同周围黏膜同色或者色泽略淡。

血管：无血管或似有似无的单独花边状血管。

表面腺管：统一的黑点状或白点状腺管或腺管显示不清。多提示为增生性息肉。

2 型

色泽：同周围黏膜相比呈显著的褐色。

血管：白色腺管周边显著的棕色血管。

表面腺管：棕色血管周边显著的椭圆形、管状或树枝状白色腺管。多提示为腺瘤或包含部分表浅癌。

3 型

色泽：同周围黏膜相比呈棕色或深棕色，可存在片状白色区域。

血管：破碎的不规则血管或无血管。

表面腺管：存在无表面结构的无腺管区域。多提示为深部浸润癌。

NICE 分型被用于对肿瘤和非肿瘤性结直肠病变进行分类，具有较高的准确度。NICE 3 型通常指应手术切除的深层浸润癌症，NICE 2 型包含类型较多，包括良性腺瘤、具有高度异型增生（或 Tis）的腺瘤、浅层甚至深层浸润癌症。

（三）JNET 分型（Japan NBI Expert Team classification）

在日本，许多结肠肿瘤的 NBI 放大分型被使用，例如 Hiroshima 分型（Hiroshima classification）、佐野分型（Sano classification）、昭和分型（Showa classification）和慈惠分型（Jikei classification）等，每个都用于不同的设施。为了统一分类，2011 年日本成立了由 38 名放大结肠镜检查专家组成的委员会，即日本 NBI 专家组（JNET）。2014 年，以 NBI 分型为基础，JNET 提出了第一个统一的结直肠放大内镜 NBI 分型，即 JNET 分型。JNET 分型虽然同 NICE 分型一样分为 1 型～ 3 型，但其 2 型又细分为 2A 型（腺瘤）和 2B 型（黏膜内癌、黏膜下浅层浸润癌），JNET 分型是使 NICE 分型更完善的分型。JNET 分类包括血管和表面模式，分为三种类型（图 1-3 和图 1-4）。

1 型：血管模式几乎不可见，表面模式为规则的黑点或白点，与周围黏膜类似。提示增生性息肉或无蒂锯齿状息肉 / 腺瘤（SSA/P）。

2A 型：血管模式粗细均匀、分布均匀（网格、螺旋状），表面形态规整（管状、树枝状、乳头状）。提示低级别上皮内瘤变。

2B 型：血管模式粗细不均、分布不均，表面形态不规整或不明了。提示高

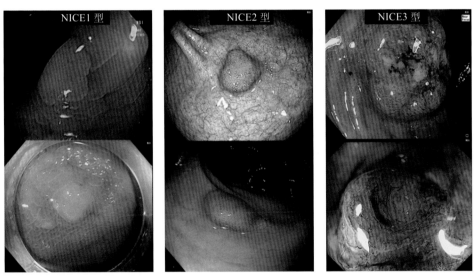

图 1-3　窄带成像内镜下结直肠病灶 NICE 分型典型图

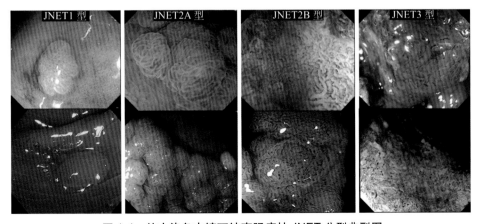

图 1-4　放大染色内镜下结直肠病灶 JNET 分型典型图

级别上皮内瘤变或黏膜下层浅层（sm）浸润癌。

3 型：显示稀疏的血管区域、增粗的血管中断和无构造表面。提示 sm2-3 浸润癌。

（四）WASP 分型

在 NICE 分类中，NICE 型 1 型或 2 型均可表现出 SSA/P 的特征，对 SSA/P 的诊断带来困难。Ijspeert 等于 2016 年成立了 WASP 工作组，提出了内镜下诊断小 / 微腺瘤、增生性息肉和无蒂锯齿状息肉 / 腺瘤的新分类方法——WASP 分型，主要提出 4 个有利于 SSA/P 诊断的 NBI 特征：表面模糊、边界不清、不规则形态和隐窝内黑点（图 1-5 和图 1-6）。这些特征中有两个以上提示为 SSA/P。

通过内镜下特征判断息肉的浸润深度，对于决定治疗策略至关重要。内镜下发现结直肠息肉伴深层黏膜下浸润（黏膜下浸润深度 ≥ 1mm），应直接进行外科手术；当发现浅层黏膜下浸润（深度 < 1mm）风险增加时，应予以最佳的内镜切除技术。

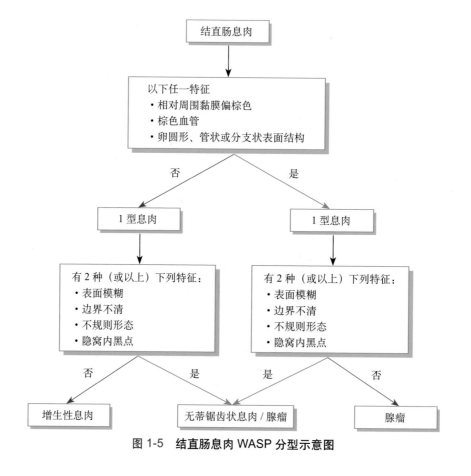

图 1-5　结直肠息肉 WASP 分型示意图

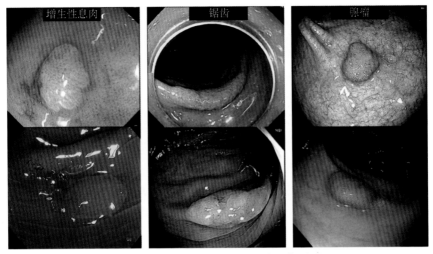

图 1-6　结直肠息肉 WASP 分型典型图

　　术前内镜分型诊断应结合白光内镜及图像增强内镜进行综合判断。对于直肠或乙状结肠位置的直径较大的病变、Kudo V 型、扭曲的表面模式、颜色和血管（NICE Ⅲ型）、凹陷形态（巴黎分型 0-Ⅱc, 0-Ⅱa+Ⅱc）、复杂形态（巴黎分型 0-Ⅰs 或 0-Ⅱa+Ⅰs）、直肠或乙状结肠的位置、非颗粒表面形态（laterally spreading tumor, non-granular, LST-NG）、具有显性结节的颗粒形态（laterally spreading tumor, granular-nodular mixed, LST-G-NM）等特征与黏膜下浸润密切相关。

三、人工智能辅助诊断

　　随着人工智能（artificial intelligence, AI）技术的高速发展，以深度学习为代表的 AI 算法已在医学图像分析领域中得到了广泛应用，在结直肠肿瘤术前诊断方面也取得了一定进展。在肿瘤和非肿瘤性病变的鉴别方面，Mori 等开发的辅助诊断系统的准确性和专科医师之间无显著差异（P=0.106），在前瞻性临床试验中能够以 92.7% 的敏感度和 89.8% 的特异度区分肿瘤病变。主编团队构建了一个基于深度学习的结直肠息肉腺瘤与非腺瘤性质鉴别系统，辅助内镜医师在 NBI 下对结直肠息肉的性质进行判断，该系统能够以 90.16% 的准确率判断息肉的性质，优于有 3 年内镜操作经验的内镜医师，同时，内镜初学者使用该系统后诊断息肉分型的准确率大幅度提高。

　　在结直肠肿瘤深度预测方面，AI 也展现了一定的应用价值。

　　1. 白光内镜下　Tokunaga M 等开发的基于白光内镜的 AI 系统可区分内镜下可治疗和不可治疗的病变，准确度达到 90.3%，表现优于新手医师、与专家相当。Luo X 等基于白光内镜构建了一套区分浅层和深层浸润结直肠癌的 AI 系统，准确度达到 91.1%。

2. 图像增强内镜下   图像增强内镜虽然是评估病变浸润深度的重要方式，但目前相关 AI 应用研究较少。Tamai N 等使用放大 NBI 图像开发了一种基于手动特征提取的 AI 算法，专注于表面血管的形态。该模型在识别深层浸润 T1 期结直肠癌时，灵敏度为 84%，特异度为 83%。Onji K 等使用结晶紫染色放大图像开发了一套 AI 模型，可基于 PP 分型对结直肠癌黏膜表面腺管形态进行定量分析，描述了量化的腺管形态与肿瘤组织学之间的关系。值得注意的是，上述研究均由内镜医师手动选择识别区域，未能实现模型自动识别。

以上研究均使用单一类型光源（白光或增强内镜）图像构建 AI 模型识别结直肠癌浸润深度。然而，在临床实际中，医师常通过归纳多种类型内镜影像信息，综合诊断结直肠息肉并判断其深度、类型等，再依据指南制订治疗方案。为了更符合临床实际诊疗路径，主编团队开发了一套结合白光和增强内镜图像的 AI 系统，以更加全面预测深层浸润。与基于单一光源的 AI 模型相比，结合两种成像模式的诊断具有更高的准确度（结合模型：91.61%；IEE 模型：88.27%；WL 模型：81.32%），见图 1-7。

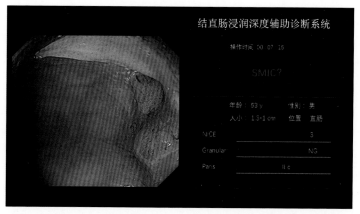

图 1-7   结直肠浸润深度辅助诊断系统界面。结合患者信息、病灶基本信息、病灶白光形态特征及病灶增强内镜形态特征进行综合诊断结直肠肿瘤浸润深度

第五节   常用器械

一、高频电刀

高频电刀是 ESD 的核心工具，它通过产生手术电流，在圈套器、探针和活

检钳上产生热能传导到目标组织。电刀的参数主要有：是否胃肠专用、刀头长度、是否可旋转与调节、是否具有注射与冲水功能。电流具有切割、凝血、混合 3 种模式。

（一）IT 刀

初代 IT 刀（insulated tip knife），俗称"T 刀"，是目前临床应用最普遍的内镜下黏膜切开刀。有效长度 1650mm，刀头长 4mm。1998 年，日本学者 Hosokawa 在切割刀尖安装了一个陶瓷球帽，以防止刀头伸缩对黏膜深层的意外损伤和穿孔，初代 IT 刀由此诞生。

IT 刀的主要特点是兼顾便捷性与安全性，在剥离黏膜下层或做 ESD 划圈时，可以将 IT 刀塞入黏膜下缘做纵行切割，十分适合初学者使用。IT 刀的优势有很多：①便于纵向切开。②由于刀体（切开部）杆部可以进行全方位、较长距离的切开或剥离，技术熟练后可以大大节约操作时间。③一旦习惯使用 T 刀后，可以全程不更换切割刀进行黏膜切开和黏膜下剥离。④前端装有绝缘陶瓷，即使无法看到切入点，甚至刀口垂直也不容易穿孔，与其他切开刀相比操作顾虑小得多。

IT 刀也存在不趁手之处：①横向切开需要一定的内镜操作技巧，应多加练习。②有时不能在直视下进行剥离，存在盲区。③使用单腔道内镜时，每次注射生理盐水都需要更换切割刀和注射针（双腔道内镜可有效避免这个问题）。④ IT 刀前端绝缘帽体积较大，无法深入微小的孔隙。

最新推出的 IT 2 刀（KD611L）刀头长（4+0.7）mm（长度可控），先端长度 2mm（图 1-8）。IT 2 是在一代的基础上作适当改进，绝缘陶瓷帽内侧球形截面增加 3 个电极（TT 刀盖上陶瓷帽），使横向切开速度更快。在大幅度提高切开和剥离性能的同时，绝缘刀头可避免进入黏膜过深，减轻对深层组织不必要的切开，降低穿孔危险性。与原 T 刀相比，剥离效率大为提高，但穿孔发生率有所增加。

最新款 IT 刀为 IT nano 刀，刀头长 3.5mm，先端长度 1.7mm（图 1-9）。IT

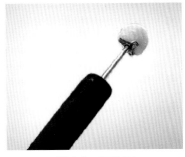

图 1-8　IT 2 刀

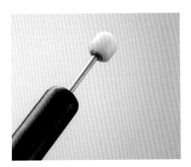

图 1-9　IT nano 刀

nano 将 IT 2 的三角电极改为圆形电极并缩小，能够更精确地控制切割范围，一定程度上弥补了 IT 2 穿孔率较高的缺点，但临床应用效果有待证明。另外，IT nano 先端长度比 IT 2 减少了 0.3mm，可以更加快速、顺利地滑入黏膜下层。

（二）Hook 刀

Hook 刀俗称"钩刀"，前端为"L"形，有效长度 1650mm，刀丝长度 4.5mm，钩形刀头长度 1.3mm（图 1-10）。钩刀多用于食管和结直肠的内镜下黏膜剥离。与 IT 刀相比，由于前端没有绝缘装置，使用不当容易造成穿孔。

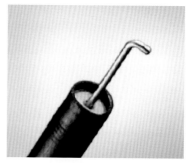

图 1-10　Hook 刀

其优势在于适合精细切割：使用时先用前端勾取一部分组织纤维并提起黏膜，观察清楚后再开启电流切割。钩刀前端的钩能够根据需要 360° 旋转，易于对切开部位进行准确定位。由于钩型刀头的长度明确了切除范围，若能正确使用钩刀，能够直视剥离区域、明确切割线，亦能一定程度上防止穿孔。另外，勾取组织纤维后，在切割前对黏膜下层小血管进行电凝处理，可以在切割时保证视野清晰，降低出血量。

特殊的切割方式让 Hook 刀在遇到黏膜下层重度纤维化、内镜操作空间有限、严重的呼吸运动导致的切割刀与组织接触不稳定等情况时，成为内镜医师的首要考虑对象。此外，熟练的内镜医师可以全程应用 Hook 刀完成 ESD，将黏膜下层肿瘤完整挖除。

Hook 刀的旋转方法是先推出部分刀头，握住手柄附近的外鞘末端，缓慢旋转至理想方向后再完全推出，完全推出时将自动锁定刀头。意外锁定时需收回滑动把手才能重新旋转。

由上可见，Hook 刀也存在较明显的缺点：①将弯曲刀头熟练地旋转到理想方向，对助手技术要求高。② Hook 刀远端长度仅为 1.3mm，而且必须先勾取后切割，较为耗时。③剥离过程中弯曲刀头可能意外损伤肌层，操作中如麻醉不稳定、患者咳嗽等，刀头可能刺向肌层引起穿孔，尤其在食管和胃底部位。

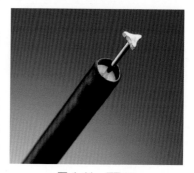

图 1-11　TT 刀

（三）TT 刀

TT 刀（triangle tip knife）是一种头端为三角形金属的切割刀，有效长度 1650mm，刀头长度 4.5mm，三角头的宽度约为 1.8mm，厚度约为 0.4mm（图 1-11）。切割时与被切割的黏膜平行。

主要特点是不需要旋转刀口即可进行精确切割，可以在任意方向上稳固勾取纤维组织。

　　TT 刀的操作方式与 Hook 刀类似，且切开力度更大，不易粘刀。优点：①与 Hook 刀相比，无须旋转附件。②操作手法与 Hook 刀相同，精细切割若操作得当，可将穿孔的危险性降到最低。③适用于 ESD 的所有电热步骤，包括标记、预切开、剥离、止血等过程。

　　TT 刀缺点：①由于三棱刀的周边没有绝缘保护，TT 刀的刀头会造成范围性的灼伤。② TT 刀刀头较厚，应对黏膜下层严重的纤维化时力不从心，最好使用刀头更细的 Hook 刀。③从 IT 刀过渡到 TT 刀时，同样的手法更容易造成穿孔和意外灼伤，应更加注意。④同 Hook 刀类似，必须谨慎地操作，花费时间也很长。⑤对黏膜下层蠕动明显的病例，使用 IT 刀更容易完成手术。

（四）Dual 刀

　　Dual 刀顶端粗，中间细，外形类似门把手，又称"门把手刀"（图 1-12）。刀头的尖端是一个小球，刀头可伸缩至 1.5mm 或 2mm 固定，收刀时刀尖仍突出 0.3mm。Dual 刀具有安全、有效、减少附件使用等优点。

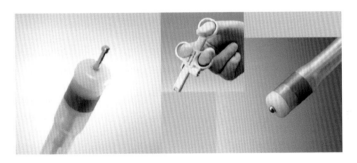

图 1-12　Dual 刀

　　Dual 刀分为用于下消化道的 KD-650Q/U 和用于上消化道的 KD-650L。用于食管切割时刀丝伸至 1.5mm，用于胃切割时刀丝伸至 2mm，用于结直肠切割时刀丝伸至 1.5mm。刀头小且具有圆球形结构，所以在切割过程中电阻比其他尖端设备大，引起的电凝效能要高，但对大血管效果一样有限。

　　Dual 刀带有颜色区分设计。Dual 刀先端自上而下有 3 种颜色：白色、灰色、蓝色。切割时白色绝缘部分要贴着黏膜，这样可以保证切割位置局限于黏膜下层。可以形象地显示切割深度，操作过程中应密切关注蓝色和白色绝缘带，如果蓝色消失说明刀头可能已经深入固有肌层，具有穿孔风险。

　　Dual 刀优点：①刀头可伸缩可固定，降低了配合难度。②刀头为小圆形设计，可在狭小的空间中进行切割，易于精准控制。③鞘管尖端增加了绝缘保护，操作顾虑小，余地大。④"陶瓷鞘头 + 小圆形刀头"的结构设计，在完全收刀后球形刀头仍有露出部，可以实现快速、稳固地止血，而且标记方便。⑤刀头的颜色区分设计，形象地显示切割深度。⑥广泛适应 ESD 所有电热步骤，不用更换止血钳即可止血，缩短了手术时间，节约经济成本。

Dual 刀的缺点：①对于大血管和小动脉的止血效果差，仍需更换止血钳或钛夹止血。②调整刀头的位置和方向是 Dual 刀切割的关键，需要熟练掌握。③尖端没有绝缘保护，一定程度上限制了在新手医师群体中的推广。

（五）海博刀

海博刀（Hybrid 刀）为德国爱尔博（Erbe）公司新近研发出的一种专用于 ESD 的刀，是一款多功能高频电切刀，隶属于海博刀系统（图 1-13）。海博刀系统为模块化设计，拥有 VIO 00D 内镜电切模块、氩气刀模块、JET2 精细水束分离模块、EIP2 冲洗模块等。这一点在海博刀手柄上得到了具体的体现：集染色、标记、黏膜下注射、黏膜切开、切圆、黏膜下剥离、冲洗、止血八大功能于一身。目前在欧洲已经取得了一定的临床应用经验。

相比于 Dual 刀，海博刀具有以下特点：①刀头直径更大，电凝止血更有效，但不易精细操作。②剥离速度快，且术中可以不需要更换器械，手术时间明显缩短。③能够随时补充黏膜下注射，有助于保持清晰的手术视野，从而降低穿孔率。海博刀系统切割时应用压力注射选择性组织隆起技术（selective tissue elevation by pressure injection，STEP）行黏膜下层无针隆起，不同解剖部位压力设置各异，如结肠、直肠部位 20 ～ 30bar（1bar=0.1MPa）、食管 30 ～ 40bar、胃部 30 ～ 50bar。

海博刀手柄目前分 I、T、O 三种形状。

I 形海博刀：直径 2.3mm，前端部为 I 形设计，针刀直径 1mm，电极长度可在 0 ～ 5mm 自由调控，可行 STEP 和水束分离，常用于胃与食管手术。

T 形海博刀：直径 2.3mm，前端部为 T 形设计，T 形端头直径 1.6mm，电极长度可在 0 ～ 5mm 自由调控，可行 STEP 和水束分离，常用于直肠与结肠手术。

O 形海博刀带有尖端绝缘帽，与 IT 刀类似，具有较好的防穿孔能力。

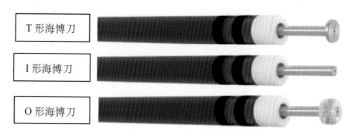

图 1-13 Hybrid 刀

（六）目前逐渐消失的电刀

Flex 刀的刀丝和外鞘均采用柔软材质，头端为环状，有效长度 1650mm，刀丝长度可调节，刀丝宽度 0.8mm（图 1-14）。它可以从任意角度切开黏膜，并可控制刀头伸出长度，用于多种操作，从标记、切开四周黏膜到黏膜下剥离均可。外鞘先端的"折叠设计"有效防止刀头意外伸出，进入黏膜过深而导致穿孔。然而，由于缺点亦十分明显，逐渐退出了市场：①当病变已切开一大部分而悬垂于体腔内时，很难

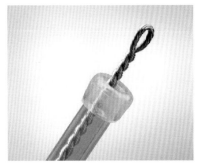

图 1-14　Flex 刀

将余下的连接部分完全切开。②需要靠近病变，才能将力度顺软质外鞘传输至刀头。③技术和配合要求高，需要精确调节刀头长度。④组织容易黏附于刀头上，影响切割性能和操作手感。

还有一些电刀在设计理念上充满个性，但可惜因为种种原因并未被市场接受。以下作简要介绍。① SB 刀：即剪状刀，使用方法和剪刀类似，内侧为电极做切割，外侧做绝缘保护，先夹住黏膜下组织，提起以后再通电流切开和止血，很好地避免了电气损伤或穿孔。② Mucosectom 刀和 Swanblade 刀：均为管型刀，刀头部用空芯塑料管作绝缘支撑，电极在管内，刀丝单独露出在绝缘管侧面。Mucosectom 刀是单根纵向刀丝在绝缘管一侧，Swanblade 刀则是在略微膨大的塑料管头包绕 U 形刀丝。绝缘塑料管有效地防止了刀丝的意外损伤。③ M 刀：具有"切+凝"和方便移动的特点，但并未投入市场。

（七）氩离子凝固术

氩离子凝固术（argon plasma coagulation，APC）于 20 世纪 90 年代初次应用于临床内镜治疗，通过氩等离子体导电将热能传导到组织上，电流从 APC 电极通过等离子体流向组织，电极不需要与组织接触。APC 具有止血快、损伤小、形成焦痂保护层等特点，主要用途是术后创面处理、ESD 标记、点除 5mm 以下的小息肉。

APC 设备包括一台高频电发生器、一个氩气源、一条可以通过内镜活检管道的氩气喷射管、电极板和脚踏开关。当 APC 的高频高压输出电极启动时，氩气从手柄喷出，电极和靶组织间形成的氩气流体在高频高压电的作用下被电离成氩等离子体，这些等离子体电极和靶组织之间传递高频电流，实现对组织干燥、凝固和灭活作用。当靶组织表面干燥后，导电性能降低，阻抗增加，氩等离子体将自动从高阻抗区域流向低阻抗区域。

氩离子束可以形成纵轴向与侧向的电流，所以喷射管不需要与组织垂直。

高频电输出的功率及使用时间决定氩离子对病灶凝固的深度，即输出的功率和时间均与凝固的深度成正比。氩气输出量与凝固的深度无关。通常氩离子对组织凝固的深度在 4mm 以内，在控制好高频电输出功率及每次作用的时间下，凝固深度则会更浅。

APC 的优点有很多：①不直接接触肿物或创面，避免了接触治疗引起的导管头粘连堵塞及治疗后结痂随导管脱离后引起创面的再次出血。②连续性凝固，高频电流随氩离子束自动流向尚未凝固或未完全凝固的创面，避免了过度的电凝。③能有效控制凝固深度，一般达 0.5 ~ 3.0mm（为高频电刀的 1/3），最深处仅达黏膜下层，不易发生消化道穿孔。④术中产生的烟雾少，术野清晰。

缺点是 APC 不能取得完整的组织标本，术中可引起肠扩张，用于肠壁较薄的位置如盲肠、升结肠时需要谨防穿孔的发生。有学者提出可使用氩气刀联合黏膜下注射，隔离黏膜肌层与固有肌层从而保护肠壁完整。APC 在胃肠息肉的治疗中可作为辅助手段，有效地减少高频电切术后残余。

二、内镜附件

（一）前端透明帽

透明帽是内镜诊疗中常用的治疗附件之一，又称"先端帽"（图 1-15）。其在 ESD 中的作用是：安装在内镜前端，内镜前端与消化道黏膜之间可以保持一定距离，能够保证清晰的视野和足够的空间。同时给内镜一个支点，有利于内镜前端的固定，便于进行内镜下操作。

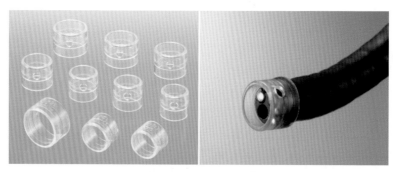

图 1-15　内镜透明帽

另外，透明帽还有一定的妙用：①对食管胃结合部、横跨胃角的病灶，可以先用透明帽展平。②食管黏膜下层较为疏松，ESD 治疗过程中可以先用透明帽推开黏膜下层，从而代替部分剥离操作。

目前，专门用于 ESD 的新式 ST 透明帽已经开发出来，并应用于临床实践。

ST 透明帽有以下优点：①容易进入黏膜下层，能产生反向牵引作用，因此可在直视黏膜下层的同时进行切开。②即使对于钳口对侧的病变，其钳口的尖端仍然能位于视野的中央，因此可在无须大幅度改变内镜轴向的状态下同时进行切开操作。③尖端较细，稳定性好。即使在处理随呼吸运动较大部位的病变或纤维化显著的溃疡瘢痕病变时，也能精准调节针状刀，进行安全可靠的剥离操作。ST 透明帽避免了盲目的操作，可明显降低穿孔和损伤血管的概率。

（二）一次性高频治疗钳

一次性高频治疗钳是 ESD 常用支持器械，目前市面上有 3 种一次性高频治疗钳：Coagrasper、Hotclaw、Hotbite，均由奥林巴斯生产。

1. Coagrasper 俗称"止血钳"，是一种头端为杯型，带锯齿，具有旋转功能的钳形切割刀（图 1-16）。Coagrasper 的钳杯型凹槽设计有助于牢牢抓住出血点，适用于大血管出血、搏动性出血等需要快速、高效止血的场景，如消化道不明原因出血、ESD 剥离过程中出血，也可以用于切割。Coagrasper 具有 3 种不同的钳杯宽度，可根据出血部位选择最佳大小。

ESD 术中止血的关键是明确出血点。尽管目前切割刀均具有止血功能，但切割刀的点击式电凝对大血管往往作用有限，止血钳能够牢牢抓取血管并烧灼出血点，能够有效止血或提前凝固可见血管。

2. Hotclaw 先端的爪形钳设计能稳固地抓住黏膜组织，且具有旋转功能，可向各个方向切割（图 1-17）。由于在切割前黏膜表层组织被拉起，减少了意外的过度剥离和电气损伤。多用于 IT 刀难以接近黏膜下层时的切割。

3. Hotbite 俗称"热活检钳"，适合注射后破孔或热钳除小息肉（图 1-18）。预切开前使用 Hotbite 破孔，让先端为绝缘陶瓷的 IT 刀能够顺利进入黏膜进行全周切开，与针刀破孔相比有效地避免了穿孔发生。

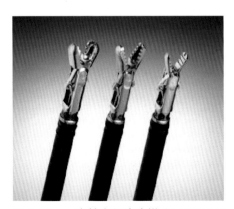

图 1-16 一次性高频治疗钳 Coagrasper

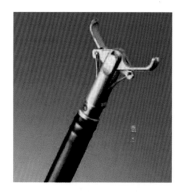

图 1-17　一次性高频治疗钳 Hotclaw

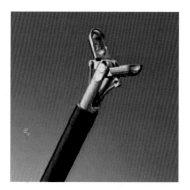

图 1-18　一次性高频治疗钳 Hotbite

应注意的是，一次性高频治疗钳与活检钳类似，由于操作时应该位于切线方向，在活检困难的部位止血钳也难以使用。另外，抓取太多的黏膜会导致电阻下降，切割和止血效果变弱，加大电流效果不佳。

（三）金属夹

金属夹止血是内镜下止血广泛应用的手段之一。熟练的金属夹操作可以有效止血和预防再出血，减少不良反应。金属夹还可用于治疗消化道小穿孔，钳夹破口组织将破口封闭，避免消化道内容物进入腹腔，便于非手术治疗。术后常规应用金属夹实施对缝操作，可以减少创面过大难以愈合的情况，还能缩短住院时间，减少迟发性出血，创面小者治疗结束当天即可回家。在 X 线中，金属夹还可起到辅助定位的作用（图 1-19）。

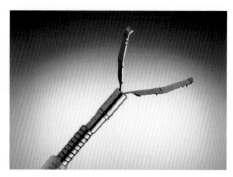

图 1-19　Olympus QuickClip2 金属夹

所有金属夹均由两部分组成：一是金属置放操作器，金属夹安装在置放操作器的头部，通过内镜钳道推送至内镜前端；二是置放操作器手柄部，它用于控制金属夹张开、夹闭和释放。金属夹按其功能不同，分为止血用和结扎组织用，主要是金属夹臂长和前端角度的不同。以下详细介绍金属夹的作用。

1. 止血　金属止血夹发挥止血作用的主要机制与外科血管结扎或缝合相同，为一种物理机械方法，利用止血夹闭合时产生的机械力，将其周围组织及出血血管一并结扎，从而闭合出血的血管，以阻断血流达到止血目的。对于小动脉喷射性出血、管径较粗的小静脉搏动性出血，或是手术创面组织菲薄，如用电凝止血易引起迟发性穿孔的部位出血，可首选金属夹止血。

在止血前，先用生理盐水冲净创面，找到出血部位。金属夹手柄前端安装好金属夹，内镜下发现出血灶后经钳道送入已安装好的置放操作器，送到内镜前端，推出金属夹，使金属夹开放至最大角度，调整夹子方向。将金属夹对准出血部位，顶上出血灶两侧黏膜并加压后收紧止血夹。当听到"咔嗒"一声后，说明夹子已完全合拢，退出置放操作器，完成一个夹子的置放。根据出血情况及止血效果，决定放置夹子的数目。夹闭出血点后夹子呈直立位或不能活动表示钳夹牢固。

2. 结扎组织，对缝创面　ESD 的另一个常见并发症是消化道穿孔。由于消化道管壁较薄，特别是结肠的肌层组织菲薄，为了完整剥除病灶，电刀极易穿破肌层甚至浆膜层，引起小穿孔。此时合理应用金属夹可以夹闭穿孔，防止消化道内容物漏至腹腔。术后结合禁食、运用抗菌药物、输液等措施，可避免腹膜炎发生，从而避免外科手术。

3. 标记　金属夹在 X 线透视下可见，故金属夹亦可作为 X 线下的标记物。在 ESD 中，金属夹的标记作用较为有限。一般用于 ESD 无法完整切除病灶，需进一步外科手术时，在病灶部位放置 1 ～ 2 枚，为腹腔镜或开腹手术探查提供指示作用。

（四）异物钳和网篮

常见钳取器械包括异物钳（鼠齿钳、鳄嘴钳等）、圈套器、活检钳等。异物钳是内镜诊疗常用器械之一，用于取出误吞食的消化道异物、被切除的息肉。

钳取器械的选择取决于异物大小、形状和种类。圈套器和取石网篮常用于取出较长异物，取石网兜适用于较小的圆球形异物，而扁平异物（如硬币、纽扣等）首选异物钳。某些取出难度较大的异物，可尝试双通道内镜下联合使用多个钳取器械处理。

异物钳在 ESD 中的应用主要是回收被切除的息肉，也有研究尝试用于辅助牵引已经切开的黏膜。用圈套器套取或活检钳抓取代替，随后和结肠镜一起退出即可。五爪钳接触息肉面积大于三爪钳，同时不易破坏组织。网篮适合需要将多个息肉一次性带出的情况。

三、内镜型号

随着 ESD 技术的不断进步和适应证的不断扩大,内镜医师面临的病例也越来越困难和复杂。因此,治疗内镜需要同时具有副送水功能、大直径孔道和双通道等不同功能和特征,以适应特殊治疗和并发症的需要。

1. GIF-Q260J   在出血的情况下,及时冲洗血液以明确出血点是止血的关键。GIF-Q260J 带有副送水功能,用于冲洗黏膜表层黏液、遮盖术野的血液,有利于发现微小病变和及时准确地找到出血点。GIF-260J 的孔道直径达到了 3.2mm,具备强劲的吸力。另外,GIF-260J 仅有 1.3kg,重量轻,机动性好。总的来说,GIF-Q260J 是一款从常规诊断到治疗的多功能内镜,但观察胃底、胃体上部较为困难。

2. GIF-2TQ260M   拥有副送水功能和两个 3.2mm 孔道,并且镜头端能进行多重弯曲,黄色箭头表示第一个弯曲,红色箭头表示第二个弯曲(图 1-20)。多重弯曲设计可以很好地接近胃各部位的病变对其进行观察和治疗,并允许以水平方式切割病灶,有效地弥补了 GIF-Q260J 的缺点。GIF-2TQ260M 重量为 1.5kg,较 GIF-Q260J 重了 0.2kg。

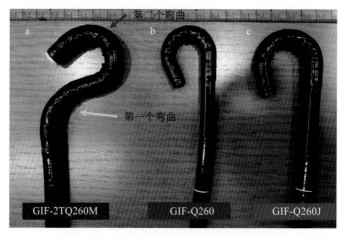

图 1-20   GIF-2TQ260M 的多重弯曲功能

双孔道设计提高了内镜的可操作性,在注射针或切割刀已经占用一个孔道时,另一孔道可同时进行吸引回收息肉,或使用钳夹辅助牵引已切割部分的黏膜。并且,如果内镜医师需要在病灶右侧实施切开操作,那么只在左侧有工作通道的常规内镜使用起来会很困难,从右侧孔道插入切开刀能够更快更容易地操作。

四、创面修复生物材料

随着内镜设备与技术的发展，内镜下治疗的适应证越来越广，不断突破内外科的界限，这对创面修复材料和技术是一个新的挑战。ESD 的适应证逐渐扩大到 20mm 以上的巨大病灶，创面处理的重要性愈发明显。尽管 ESD 能够在术中处理暴露血管，但亦存在创面大、挖除深度深的问题。妥善的创面处理能够有效减少各种术后并发症的发生：如狭窄、迟发性出血、迟发性穿孔、电凝综合征等。

目前较具有代表性的修复材料是 Takimoto 等报道的在猪胃、十二指肠等部位用聚乙醇酸（PGA）膜片对创面进行覆盖，应用纤维蛋白胶联合 PGA 膜片，或用止血夹联合 PGA 膜片，可避免膜片滑脱。

根据目前的研究，新型修复材料虽然疗效获得了肯定，但材料的释放仍是需要解决的一个难题。大多数材料是切成条状的，通过活组织检查孔道送达创面部位，尤其对于较大创面而言，完整的材料铺设对创面具有较好的保护作用。新型材料的应用大大减少了传统手术的并发症。随着医学技术的发展，新型材料层出不穷，为提高内镜下治疗的疗效带来了希望。

五、高频电切发生器及适合切割的设定

（一）高频电切发生器原理

高频电技术的应用始于 20 世纪初，随着计算机技术的普及和发展，已实现了功率的自动调节、安全指标的监测以及程序化控制和故障的检测及提示，简化了医师的操作，提高了设备本身的安全性。

高频电技术是指由高频电源设备产生高频电流，高频电流通过电刀对人体组织产生热效应，不同的热效应对组织起到不同的效果。当输出为正弦波时为电切效应，即高频电流在接触部位瞬间产生大量热量，使细胞破裂、汽化，表现为组织分离；而输出为非正弦波时产生凝固效应，即高频电流在接触部位瞬间产生的热量较少，局部温度相对较低，使细胞失水干燥、蛋白质变性，表现为组织凝固。

高频电技术根据电流路径可分为单极技术和双极技术。单极技术是指高频电流通过电刀传导至靶组织，通过人体传导至中性电极，最终流回设备主机，形成一个工作回路。双极技术的电流是由双极器械一极发出，经由少量人体组织到达另一极，最终回流至主机。双极器械因为电流流经人体组织少，损伤小，较单极器械有更大的优势。

高频电设备种类很多，无论使用哪种设备，内镜医师需要充分了解所使用的设备。主机功率的设置应该综合考虑手术类型、切割组织的类型、不同型号的电刀、操作者的内镜操作水平等，参照使用说明及建议设置参数，尽可能使用最低有效功率来实现效果。启动设备前，医师与助手应再次检查并确定功率设置，如暂不启动，应远离脚踏或切断电源，以防意外启动。当观察到电流输出不足，应立即中止程序，系统故障时可关闭电源开关作为紧急措施。启动设备时，应避免任何可能降低导电性及造成皮肤损伤的干扰（油脂、毛发、创伤等）。电外科设备须接地以尽量减少对内镜或其他设备的干扰，漏电可能导致内镜设备、电外科设备失灵或内镜绝缘破损，最终可能导致医护人员或患者烧伤。

（二）切割和电凝原理

高频交流电可用于快速加热目标组织到 100℃ 以上的温度。组织的快速加热会大量增加蒸汽压，导致细胞膜的爆炸性破裂，从而导致组织的切割效果。如果组织被缓慢加热到约 100℃，细胞内和细胞外的液体将会汽化。干燥导致的细胞收缩会进一步导致组织压缩，形成粘胶效应止血。

（三）参数设置规范

ESD 中的高频电参数设置目前没有明确的规范，主要根据术者习惯、病变位置、操作器械及患者个体情况等综合选择。高频电的参数设置，包括调制电流的类型、功率输出、效果、持续时间等，在 ESD 的不同操作阶段（例如标记、环形切开与黏膜下剥离），不同器械类型（例如 IT 刀与 Dual 刀），不同病变位置（例如胃与结肠），以及使用不同的高频电电源时有所不同。除此以外，电刀的电极与组织接触的表面积、电极的移动速度、电极施加的压力、黏附在电极上的凝固的组织碎片、靶组织本身和中性电极贴敷部位（应放在患者侧面而不是下肢）等因素也可影响高频电效果。

在 ESD 过程中，需根据具体情况灵活调节高频电的效果、宽度和间隔等参数以调整操作过程中的电凝和电切效果。此处提供笔者常用的设置供参考，应根据应用后的实际情况进行调整：ESD 标记采用强凝，效果 2，25 ~ 30W。黏膜切开采用 EndocutQ3-2-4。黏膜下分离采用 EndocutQ3-2-4 或者 Drycut，效果 2 ~ 4，60 ~ 80W；或者快速电凝，效果 2，40 ~ 50W。肌层采用 EndocutQ3-2-4。创面处理采用强力 APC，1.0 ~ 1.8L/min，30W；或者止血钳，参数同血管处理。对于易形成狭窄的部位如食管、远端结直肠应尽量减少电凝的使用。对于十二指肠、直肠、右半结肠等消化道管壁较薄的部位，可适当降低功率及效果参数。对于小血管止血选用强凝模式（强凝，效果 2 ~ 3，40 ~ 60W）；对于较粗血管可使用止血钳夹住血管后轻柔后撤，选用软凝模式（止血钳，软凝，效果 3～5，80～100W）；对于较粗血管如不选用止血钳，可用高频低功率强凝（强凝，效果 1，10W）预凝止血后，再选择强凝（强凝，效果 3，40～60W）切割血管。

（四）爱尔博高频电刀工作站（图 1-21）

现代高频电外科设备具有多种功能，充分了解该模式的选择和设置对内镜医师来说是极其重要的。爱尔博电子医疗设备使用广泛，其 ENDOCUT（切割和凝固）和 APC 模式在世界范围内得到广泛应用。近年，爱尔博推出了革命性的混合刀系统，由作为主模块的 VIO 电外科单元，以及一个 APC 单元，ERBE Jet2 水射流和 EIP2 组成。

爱尔博 Jet2 是一个高压泵系统。爱尔博混合刀使用 ERBE Jet2 进行黏膜下注射、切割和剥离。海博刀提供非热射流，将软组织与结缔组织丰富的结构分离，从而最大限度地减少意外血管损伤的风险，并避免热损伤更深的组织层。

EIP2 是内镜冲洗泵，用于清除粪便、食物残渣、血块或血液。冲洗管道套件可以直接连接到内镜的器械通道，因此在诊断和治疗时可以直接用脚踏板激活，不需要额外的冲洗导管。冲水量有 30%（默认）、50%、80% 三种模式可选。

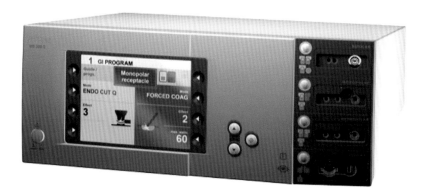

图 1-21　爱尔博 10140-200 高频电刀工作站

第 2 章

结直肠 ESD 的基本操作及要点

第一节　标记

　　内镜黏膜下剥离术（ESD）操作的基本要求是实现病变整块、完整切除。确定切除范围是切除病灶的第一步，判断失误将导致切除不完全。

　　结直肠病变边界较为清晰，可以应用氩离子凝固术（argon plasma coagulation，APC）在病灶外缘 2 ～ 5mm 电凝标记一周（输出功率 20 ～ 30W，间隔 2 ～ 3mm），大肠黏膜较薄，电凝功率宜较小，以免损伤肌层。使用 APC 标记可有效防止标记损伤。也可使用 Hook 刀、Flex 刀、TT 刀或针形切开刀进行电凝标记。这几种刀都适用于 ESD 的各个步骤，与其他设备相比，针刀具有可重复使用的优点，由于针刀的尖端锋利且无遮盖，很容易在不经意间刺穿组织。因此，该设备需要小心操作。Flex 刀的尖端有一倒钩，可以防止刀在不必要时深入黏膜下层。

　　标记时的顺序应按照由远及近，先高位后低位，避免标记后出血影响对其他病变边界的观察，使后续标记困难。标记时按照治疗策略标记成圆弧形，对于初学者，建议先标记出预切开弧轮廓的主要几个点，然后再做补充（图 2-1 中①～③）。

　　对于边界欠清晰的病变，先使用靛胭脂对肿瘤进行染色，或在图像增强成像（image enhanced endoscopy，IEE）观察下确定肿瘤的范围后，于病灶外缘 2 ～ 5mm 处进行电凝标记，每个标记点间隔约 5mm。对于 EMR 或外科手术后复发或残留病变，标记范围应适当扩大，于病灶外缘 5 ～ 10mm 处进行电凝标记，进行更彻底的切除。对于黏膜下肿瘤，肿瘤较大、较浅时，可不标记直接进行切除；当肿瘤较小或较深（起源于固有肌层）时，建议在肿瘤表面或四周进行电凝标记，以免黏膜下注射后找不到肿瘤（图 2-1 中④～⑨）。

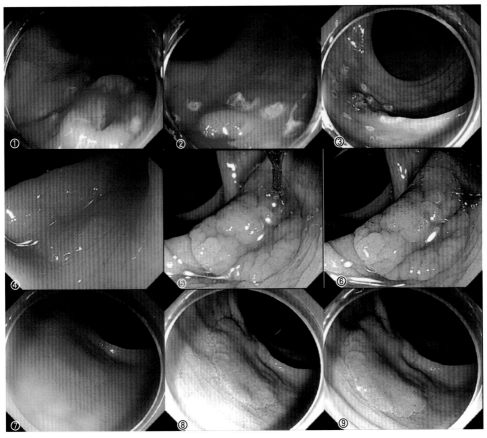

图 2-1　①～③为结肠息肉的环周电凝标记，每个标记间隔 2～5mm，标记呈圆弧状；④～⑥显示结肠一扁平病变，边界欠清晰，于是进行靛胭脂染色来明确病变范围，在明确病变范围后可再于病灶外缘进行电凝标记；⑦～⑨为另一结肠扁平病变，白光下观察病变边界不清，选用 NBI 模式确定病变边界

　　病变范围通过化学染色或电子染色确定均可。结直肠病变边界比较清楚，常用 0.2% 亚甲蓝染色。标记时要注意内镜造成擦伤的可能性，在标记时擦伤会使病变范围模糊，而且会引起出血。推荐从口侧（近端）标记，以免擦伤病变。有时标记也会引起出血，因此考虑重力引起的水流方向也是非常重要的，在标记了病变的近端后，考虑到出血的可能性，要从水流（血液）的下游方向开始标记。一般情况下标记要做得密一些，以免在操作时出血或接近病变等情况下看不到标记。对于病变范围不清、大的病变估计在标记时需要花费时间等情况，在标记之间再追加标记，这样即使出血也可以凭这些标记完成环周标记。

标记时有几个需要注意的事项，首先是要设计预切开的路径，标记时按照这个路径进行，应标记出病变轮廓的重要点，再按照间隔补充所有标记点，注意标记时间隔不应过远。其次是标记点不应该距离病变外缘过近，过近时不能保证切缘阴性。最后为了在切除的标本中辨别口侧、肛侧，在口侧或肛侧应进行双标记。尽量要在标记内且没有病变的地方做记号，如果在标记外做记号会和切开线重叠，有时会造成识别困难。

第二节　黏膜下注射

黏膜下注射的主要目的是通过向黏膜下层灌注液体将黏膜层与固有肌层分离，在黏膜层和肌层之间创造一个液体隔热垫，这种黏膜下液垫降低了热损伤和穿孔出血的风险（通过将黏膜与大的黏膜下血管分离，且当黏膜下注射液包含肾上腺素时，可起到收缩血管的作用），使病灶剥离更安全和更容易。

关于黏膜下液垫（submucosal fluid cushion，SFC），必须考虑注射剂抬起病灶的能力和是否会引起组织损伤这两个主要方面，而病灶抬高的持续时间是成功的关键。各种黏膜下注射液，如甘油混合物、透明质酸钠和生理盐水（normal saline，NS），已在日本使用。虽然高渗液体可能更好地创造更高的抬起和获得有效的止血，但由于其高渗透压，必须考虑潜在的组织损伤。综合考虑每种注入方案在特定情况下的优缺点，是成功的 ESD 的关键。目前一种在国内广泛使用的注射剂配比是 3 ～ 5ml 靛胭脂、1ml 肾上腺素混合 100ml 生理盐水，具有配制简单、成本低、使用方便的特点。在手术过程中加入肾上腺素有助于控制出血，用蓝色靛胭脂染料染色，有助于提供清晰的黏膜下层，并将其与肌肉区分开，时刻监测剥离的深度，减少穿孔并发症的发生。然而，由于生理盐水是等渗溶液，会被迅速吸收或从创面流失，需要反复注射。但常用的消化内镜只有一个工作通道，注射针和切开刀必须反复更替，令人尴尬的是当注射结束退出注射针，经常出现切开刀还未到位，刚才注入的液体又流失殆尽。由此会延长术者操作时间，增加操作难度。遇到内镜弯曲角度过大才能触及的病灶或病灶下结缔组织稀疏的情况，上述现象会更为明显。生理盐水的局限性一定程度上影响了 ESD 的整体疗效。

一、黏膜下注射材料

一种理想的黏膜下注射材料，应提供持久的高海拔的黏膜下液垫，同时不损伤病变组织，以进行准确的组织病理学评估，此外还应考虑注入的难易性和成本。目前正在研究的黏膜下注射剂有：透明质酸（hyaluronic acid）、甘油果糖（glycerol）、羟丙基甲基纤维素（hydroxypropyl methylcellulose，HPMC）、可降解共聚物热凝胶 [poly (lactic-co-glycolic acid)，PLGA]、葡萄糖水（dextrose water，DW）、纤维蛋白原混合物（fibrinogen mixture）、聚碘烷醇（polidocanol）和海藻酸钠等。

1. 透明质酸　是一种糖胺聚糖，存在于哺乳动物体内结缔组织中，具有高黏度及高存水性特点，对人无毒无抗原性，当今常用于黏膜下注射的透明质酸主要包括分子量为 1900kDa 和 800kDa 两类。透明质酸目前在日本已得到广泛使用。对于管壁较为薄弱的十二指肠和结直肠壁推荐适当增加透明质酸浓度以提高黏膜抬举的厚度，减少穿孔发生的概率。尽管具有上述众多优点，我们在反复的临床运用中发现，很多部位注射透明质酸混合液仍会较快流失或吸收，尤其在远端结肠及直肠等部位。同时，透明质酸价格昂贵、可能诱导产生肿瘤生长因子、促进创面周围肿瘤细胞增殖等潜在缺点。上述缺陷一定程度上制约了透明质酸的临床使用。

2. 甘油果糖　配比包括 10% 甘油、5% 果糖和 0.9% 的氯化钠，该混合溶液作为黏膜下注射剂的安全性、完整切除率均优于生理盐水。因为总渗透压约是细胞外液的 7 倍，可以建立起足够的黏膜下垫层。值得注意的是，若将 15% 以上浓度的甘油溶液注入黏膜下层，所产生的渗透压约是细胞外液的 10 倍，将明显损伤组织内细胞。甘油果糖多在 EMR 或预计持续时间较短的 ESD 使用。但对于持续时间较长的 ESD，甘油果糖虽有一定黏稠度，但当黏膜层被充分切开的情况下仍易于流失，尤其在手术后半程，黏膜下层完全暴露的情况下试图追加注射的效果极为有限。

3. 羟丙基甲基纤维素　是一种已经在眼科广泛使用的纤维素衍生物材料。已有研究证实其口服、皮肤外用和眼内应用的安全性。外国学者在猪的胃内模拟 ESD，将 HPMC 稀释液与生理盐水、透明质酸稀释液等多种材料做对照，黏膜抬举良好的中位时间分别为 29min、12min 和 26min，而手术的完整切除率、穿孔率、出血率的比较无统计学差异。0.83% 浓度的 HPMC 具有低成本、存储要求低、使用性状稳定等特点，所以可以作为透明质酸良好的替代品。与透明质酸类似，羟丙基甲基纤维素稀释液在注射点的过度外溢仍是部分位置黏膜下垫层不能持久的主要原因。同时注射时黏稠度较大，容易阻塞一次性注射针，也限制其临床运用。

4. 葡萄糖水　也是高渗溶液。这是一种便宜且容易获得的产品，产生比生理盐水溶液更持久的黏膜下抬高。该产品的主要问题是潜在的组织病理学组织损伤。事实上，当 DW 浓度 ≥ 20% 时，注射后可致较为严重的组织损伤和溃疡愈合受损。因此，浓度为 > 15% 的 DW 不推荐作为黏膜下注射溶液。

5. 纤维蛋白原混合物溶液 价格合理，具有高黏度，可产生持久的黏膜下抬高。通过提供微血管止血作用，它还有助于在内镜切除期间和之后保持清晰的视野。与透明质酸和羟丙基甲基纤维素一样，它的主要用途是在大病变 ESD 期间的黏膜下注射，因为它需要的注射剂量更少，操作时间更短。由于纤维蛋白原是由人血清的凝血蛋白产生的，因此有可能受到某些病毒的污染和相关的传播风险。尽管有这些缺点，与其他黏稠剂相比，纤维蛋白原混合物因其合理的价格和止血性能，可以被认为是 ESD 期间黏膜下注射的一个方便的选择。

目前医院常用的黏膜下注射液为生理盐水（1.5ml）+ 亚甲蓝（0.5ml），注射亚甲蓝可以清楚地观察黏膜抬起情况（图 2-2），但在生理盐水 + 亚甲蓝抬起黏膜的效果不佳时，偶尔也使用生理盐水（8ml）+ 透明质酸钠（2ml）进行黏膜下注射，选择透明质酸钠的主要原因是其消失较慢，可以提供一个较为持久的黏膜下抬高（图 2-3）。具体的注射剂量根据不同医师的操作习惯而有差异。

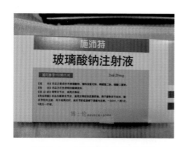

图 2-2 玻璃酸钠注射液

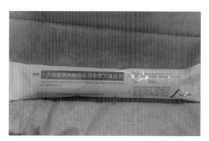

图 2-3 一次性黏膜下填充剂

二、黏膜下注射要点

选择了合适的注射液之后，就可以进行黏膜下注射。为了进行很好的黏膜下注射，还需要掌握以下几个要点。

1. 首先注射前应该将病变冲洗干净，吸净腔内的气体，在体外将注射针排空后，在病变的远端出针，避免插入注射针时将管道内液体或黏液顶出至病变表面影响注射。注射后应该把周围的液体冲洗干净再进行预切开。

2. 要注意打出最高层的部位。应在标记的外侧进行黏膜下注射，使切开线在黏膜下隆起的顶点。但是并不是在穿刺针的位置形成最隆起的部位，这主要是由于针的长度有 3 ~ 4mm，注射液并不是从穿刺部位流出，而是从针尖流出，需要有意识地在要切的部位打出最高的隆起。

3. 应注意注射的方向及顺序，注射时应由远及近，先低位后高位，保证下一针的注射面向隆起,而非隆起背侧，黏膜下注射后要保证标记点外为同一高度、同一平面，尤其口侧是预切开的关键起点位置，因此口侧黏膜下注射不能出现凹陷。上消化道注射顺序多自肛侧向口侧，下消化道自口侧向肛侧，有时病变横跨皱襞，视野受限，内镜治疗较为困难，可以应用内镜前端的透明帽展开皱襞，以助操作顺利进行。

4.注射过程中应保证注射针位置在黏膜下层，针刺入肌层可能造成注射困难和病变抬举不良，此时轻轻拔出注射针可发现注射阻力立即减小，黏膜下层明显隆起（图 2-4）。进行黏膜下注射，无抬举征的病灶不适合行 ESD 治疗。一般在穿刺后要稍微拔注射针，在确保黏膜隆起下进行注射。结肠壁非常薄，注射针很容易穿透黏膜下层注射到壁外或没有进入到合适的层（肌层和浆膜下）。当一般的注射法不能很好地注射到黏膜下层时，要一边注射一边穿刺，这样有可能注入恰当的层。

5.在完成一针注射后，术者如把注射针收回管道内，助手要把针收回，待调整好下一针注射位置后再出针进行注射。如针在管道外，可以不回针。注射时应避开肉眼可见的黏膜下血管，过程中不要注气，注射针穿刺点要有一定的距离，如果距离过近，透明帽和镜身的压力会影响下一针注射的隆起。

6.注射液不宜过多，否则在切开的时候隆起会塌下来，导致无效注射。因此应在能切开的范围内做宽高相匹配的注射。有时候可以通过局部注射将位于切线位或黏膜切开困难的部位变为平行位，变为容易处理的方向。

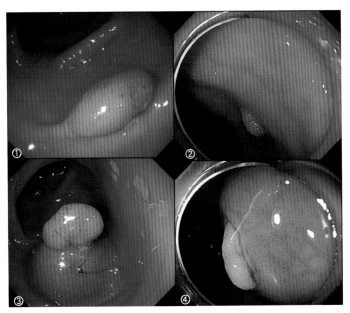

图 2-4　①～②为结肠病变原始白光下形态，③～④分别为两个病变进行黏膜下注射后的形态，可以看见病灶被充分抬举，有利于安全地进行剥离病灶等后续操作

第三节　切开

　　病变边缘切开一般使用切开刀沿黏膜标记点首先 U 形切开病变外缘的一部分黏膜（切入点），再深入黏膜下层切开病变周围的大部分黏膜。

　　切入点一般选择病变的近侧端，这样病变由于受到向远端的牵拉力，切开刀容易钻入黏膜下的空间（图 2-5）。除黏膜的牵拉力外，还要考虑重力垂直向下的牵拉，使用 Hook 刀时，将刀背侧贴于黏膜上打孔，再将 Hook 刀的尖端勾住黏膜，进行下一步切割；使用 IT 刀时，应选择病变的远端作为切入点。

　　但切入点的选择也要视病变位置灵活决定：如切除阑尾开口病变时，应预先切开远端，作为切割终点。由于阑尾开口空间狭小，若从近端开始切割，病变会收缩进入阑尾开口处，难以切除。

　　一般情况下，切开切入点后需尽快进入黏膜下层（图 2-6），操作要点为：将切开刀顶在黏膜表面，用力切至黏膜下层。若预先判断病变的血供较丰富，为避免切至黏膜下层出血过多，可浅切至黏膜层后，以凝代切分离至黏膜下层。

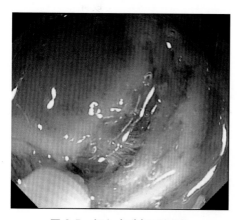 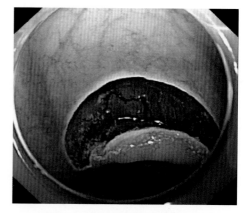

图 2-5　切入点选择近侧端　　　　　图 2-6　预切开要切入黏膜下层

　　◆ 确认切开刀头进入黏膜下层后，再向侧方移动继续切开黏膜，切开的轨迹需与病变边界保持一定距离，以保证阴性切缘。

　　◆ 黏膜切开需迅速完成，以免液体渗出，增加切开难度。

　　◆ 切开黏膜的过程中，要确认切开刀已经进入黏膜下层、牵拉黏膜后，再踩脚踏板切开黏膜。

　　◆ 切开的过程中，若病灶有粘连，可内缩刀头，利用透明帽旋转，显露黏膜下层，创造更多切除空间，紧贴黏膜层切除，避免损伤肌层。

◆ 切开的过程中注意观察黏膜肌层中的血管，使用凝固电流切割血管，切开过程中的出血一般为动脉性出血，尤其结肠中出血量较大，需电凝止血，为暴露视野，可将内镜压于创面上止血，再缓慢抬起内镜寻找出血点。

◆ 切开过程中需要保持切开刀尖端与需要切开的部分处于视野范围内，若不得不盲切，可将切开刀的钳子伸长，以便观察到更多病变。

虽然切开时即可一次切开病变周围的全部黏膜，但全部切开后黏膜下注射液会很快流失，使后续剥离更加困难，因此可将黏膜切开至黏膜可以剥离的程度，完成剥离后再依次切开黏膜、剥离。若病变较小，预先判断操作时间较短，可一次预先切开病变周围的全部黏膜后剥离（图 2-7）。

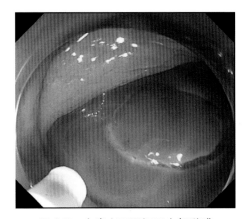

图 2-7　小病变可预切开全部黏膜

第四节　剥离

ESD 的最主要步骤在于剥离。黏膜下剥离的难易程度主要与病变大小、部位，是否合并溃疡、瘢痕形成等有关。

深层预切开完成后，黏膜下层已完全切开，固有肌层显露，可进行黏膜下剥离。在剥离前，要判断病灶的抬举情况。随着时间的延长，黏膜下注射的液体会逐渐吸收，必要时要反复进行黏膜下注射。术中反复黏膜下注射可以维持病灶的充分抬举，按照病灶具体情况选择合适的治疗内镜及附件。在追加注射时，注射前先将气体及液体吸净，再进行注射、剥离、吸气。如果在剥离过程中，肿瘤暴露始终很困难，视野不清，可以利用透明帽推开黏膜下层结缔组织，以便更好显露剥离视野。

根据病变不同部位和术者操作习惯，选择不同的剥离器械沿黏膜下层剥离病变；应对较复杂的案例时，可以适当联用多种剥离器械，以提高剥离效率。

剥离中反复黏膜下注射，始终保持剥离层次在黏膜下层；剥离中通过拉镜或旋镜沿病变基底切线方向进行剥离。

在初始黏膜下剥离时，应首先打开"天使之窗"，使得透明帽进入黏膜下间隙，确保有清晰的视野进行黏膜下剥离（图2-8）。

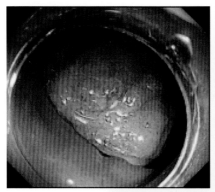
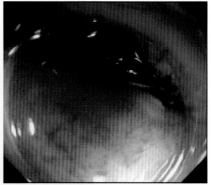
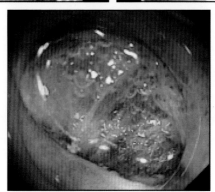

图2-8　打开"天使之窗"

剥离具体操作步骤：

1.预切开完成，打开敞口后，剥离区域的中线作为最中线，从低位向中线，高位向中线，两侧带动中央，呈V字形剥离，在两侧剥离时，优先剥离低位侧，低位剥离至透明帽能自由进入的宽度。

2.剥离时，将剥离的起点弧形放置于5～7点方向，用刀头挑起黏膜下层，旋转进行剥离，剥离路线要形成弧度，尽量贴近固有肌层。

3.由病灶两侧向中线进行剥离，并且两侧的剥离速度大于中线处，逐步把两侧的黏膜剥离，使剥离区域宽度变窄（即逐步将V字形缩窄、缩小的过程），最终达到一刀就能把剩余剥离区域完成（图2-9）。

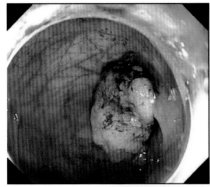
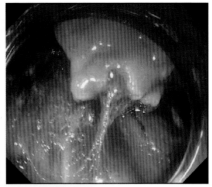
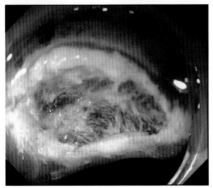

图 2-9　V 字形剥离

4.两侧剥离远大于中间部位的剥离：剥离过程考虑为重力作用，尤其对于肠道的病变，应及时更换体位，显露更好的视野。

5.将刀头端伸入黏膜下层，薄薄的一层黏膜下层，镜下可以透见刀头即可，不要挑过多黏膜下层，这样有助于观察到黏膜下层的血管，及时进行预处理，也可以避免剥离过深导致穿孔或剥离到肌层（图 2-10）。

6.即使没有足够的注射液，这样用刀头端轻挑黏膜下层的方法也是安全的。

7.必要时，可通过改变患者的体位，以利用重力打开黏膜下层空间。适时可将患者的位置反转，使病灶切面借重力影响更充分暴露，以便进一步剥离。

8.剥离时，操作者应右手控镜，刀头固定，靠左手和右手旋转内镜进行。右手控刀，靠左手旋转进行，实现刀带镜；并且剥离速度要快，要求操作者有很稳定的控镜能力。

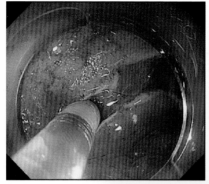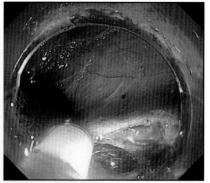

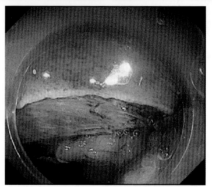

图 2-10   黏膜下层剥离

　　剥离过程中发现裸露血管，应进行预防性止血，预防出血比止血更关键。对于较小黏膜下层血管，应用 Hook 刀或氩离子凝固术（APC）直接电凝；而对于较粗的血管，用热活检钳钳夹后电凝血管。黏膜剥离过程中一旦发生出血，可立即使用冰生理盐水（含去甲肾上腺素）冲洗创面，首先明确出血点，随机应用 APC 或热活检钳钳夹出血点电凝止血，若不能成功止血，可继续采用金属止血夹夹闭出血点（图 2-11）。

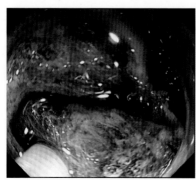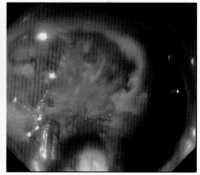

图 2-11   术中创面处理

术中一旦发生穿孔，应用金属止血夹自穿孔两侧向中央缝合裂口后继续剥离病变，也可先行病变剥离再缝合裂口。由于 ESD 操作时间较长，消化道内积聚大量气体，压力较高，有时较小的肌层裂伤也会造成穿孔，因此 ESD 过程中需时刻注意抽吸消化道腔内气体。

第五节　处理

随着 ESD 适应证扩大与 > 2cm 病灶切除数量上升，创面处理的重要性愈发明显。尽管 ESD 能够在术中处理暴露血管，但亦存在创面大、挖除深度深的问题。完整切除病灶后应对 ESD 人工溃疡创面进行预防性止血处理，妥善的创面处理可有效降低迟发性出血、迟发性穿孔、狭窄、电凝综合征等术后并发症的发生率。对于可能发生渗血的部位，多采用止血钳或 APC 等治疗；较大裸露血管应以止血夹夹闭，并喷洒黏膜保护剂保护创面；而对于局部剥离较深或肌层有裂隙的创面，金属夹缝合裂隙十分必要。

一、创面空置

一般来说，临床上处理不足 2cm 的病灶多采取内镜下观察，若未出现出血、穿孔等则不予以处理；术后仍需禁食 12h，食管、胃息肉禁食 24 ～ 48h；3d 才可进行流质饮食，2 周内避免食用高纤维食物，避免体力活动（图 2-12）。

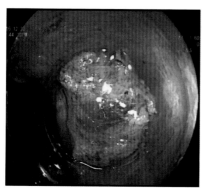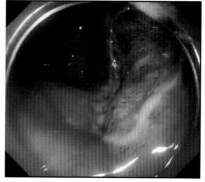

图 2-12　未见明显出血，创面空置

若出现出血或穿孔，使用 APC 电凝出血点，观察停止出血后使用止血夹夹闭（图 2-13）。

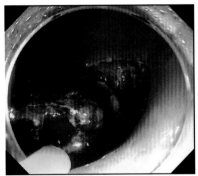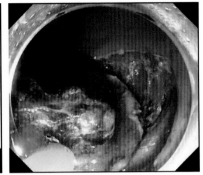

图 2-13   创面出血，使用 APC 电凝出血点

二、内镜下闭合技术

（一）橡皮圈套扎

针对可能会出现出血等并发症的病灶，可给予橡皮圈进行套扎后在橡皮圈上缘进行电切，术后创面由橡皮圈闭合（图 2-14、图 2-15）。然而对于管壁较

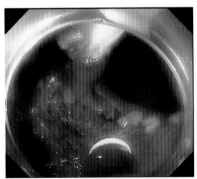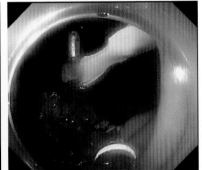

图 2-14   橡皮圈联合组织夹内牵引辅助电切

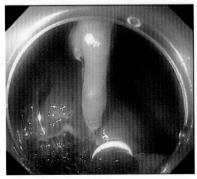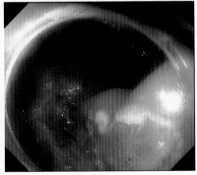

图 2-15   将已剥离的组织悬吊在对侧肠壁上完整剥离并闭合创面

薄的部位，有可能发生穿孔或存在脱离的风险。

（二）止血夹

止血夹是应用较广泛的内镜下治疗后封闭器械之一，在胃肠道套扎器很难进行封闭的部位，一般选择使用止血夹。其可有效预防和减少 ESD 过程中的出血和穿孔发生，具有释放方便、脱落风险小、夹闭效果牢靠等优点，是一种操作简单、安全、有效的方法。但仍不能排除脱落的风险，故只能用于较小创面，较大创面单靠止血夹难以夹闭。

止血夹具体使用步骤如下：

1. 常规插入内镜。

2. 经内镜孔道送入金属夹，张开金属夹对准病灶出血处，轻按并稍加压后收紧并断离金属夹，金属夹将病灶连同附近组织夹紧以阻断血流达到止血目的。

3. 经内镜孔道插入喷洒导管，冲洗病变部位以判定有无继续出血，必要时对准病灶喷洒冰盐水去甲肾上腺素。

4. 确认金属夹钳夹的位置是否准确（图 2-16）。

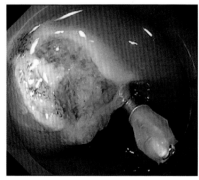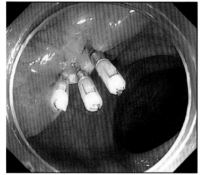

图 2-16　选择创面最远端或最狭小端夹闭，后逐步按顺序夹闭创面

（三）止血夹联合尼龙绳

对于更大的创面，止血夹难以关闭，可应用止血夹联合尼龙绳进行关闭。尼龙绳最早应用于 EMR 后的巨大黏膜缺损，通常使用止血钛夹封闭加尼龙绳钛夹基底收拢法，模拟荷包缝合收紧尼龙绳，最终达到关闭创口的目的，操作比较复杂，对内镜医师及配合护士有较高的要求（图 2-17、图 2-18）。

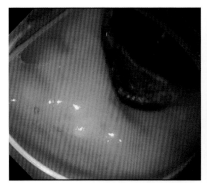
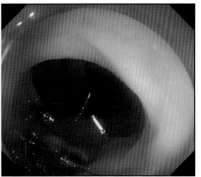

图 2-17　头尾定位，外点夹闭，等份固定

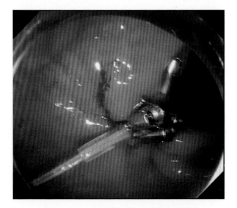

图 2-18　调整翻转，提拉收拢

（四）外置内镜夹（over-the-scope-clip system，OTSC）

OTSC 是近年来新研发的由钛镍合金制成的用于消化道缺损修补及止血的新型金属夹。与钛夹相比，OTSC 吻合夹具有更大的抓持力和压缩力，获得组织多，在病变部位稳定性好，并对周围正常组织影响小，能迅速、有效、持久地达到止血目的，且吻合夹的齿状设计，使被夹组织间血液通过 OTSC 夹齿间的缝隙顺利流入，可保证创面有足够的血流和淋巴，减少病灶绞窄坏死、穿孔等并发症的发生。但由于肠壁较薄，在对病变进行夹闭时可能会误将邻近的健康肠壁同时夹闭，对内镜医师的技术要求较高，并要避免出血等并发症的发生（图 2-19、图 2-20）。

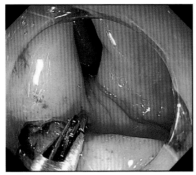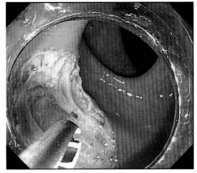

图 2-19　OTSC 经钳道进入

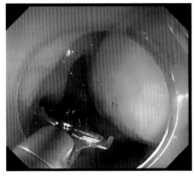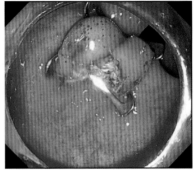

图 2-20　定位后夹闭

第 3 章

结直肠 ESD 辅助技巧与困难 ESD 实例

第一节 结直肠 ESD 常用辅助方法概述

结直肠 ESD 过程的顺利完成要求术者具备极高的持镜稳定性、操作灵活性及丰富的临床经验。相比于胃部病变 ESD，业界公认结直肠 ESD 的难度更高。一方面，结直肠壁更加柔软、纤薄，对内镜的稳定性要求更为严苛，术者稍有不慎则有可能导致肠壁穿孔，并有可能引起严重并发症；另一方面，结直肠的长管状、固有弯曲性结构，导致内镜镜身固定较为困难，视野可能受限，更为结直肠 ESD 增加了困难；再者，较大的结直肠病变通常不能全部暴露于镜下的视野中央，有部分病变可能生长于黏膜褶皱之后，加之结直肠管腔狭窄的限制，内镜通常较难进行翻转操作，就无法很好地实现对视野更深处的病变进行探查和处理。以上因素均导致结直肠 ESD 本身具有更高的操作难度。

从技术角度考虑，影响 ESD 操作困难程度的因素有：出血、肌层菲薄、黏膜抬起困难、操作角度、重力方向和内镜操作性。通常，在结肠中形成良好的黏膜抬高较为容易。黏膜下组织很精细，在黏膜下注射后很容易与肌肉层区分。控制结肠内的出血通常也很容易。这些因素使结直肠 ESD 可培训可推广。然而，结直肠内的内镜操作难度通常较大，一些情况会导致内镜的可操作性较差，这也是判定结直肠 ESD 困难程度的关键依据。这些情况可列举如下。

一、判定结直肠 ESD 困难程度的关键依据

1. 由于既往手术或疾病导致的结肠感染和严重粘连，这些情况可能导致进镜也变得十分困难，更不必说进行 ESD 手术操作。但是借助球囊辅助内镜，可能为此类患者成功接受 ESD 手术治疗创造一定机会。

2. 由于病变本身的特性，如病变大小过大，病变位置过于特殊，均会导致

ESD 和可操作性降低，提升操作难度。例如，横跨多个肠壁褶皱的侧向发育型息肉、范围进犯至回盲部的大型病变、直肠部位的大型病变，均属于较难处理的情形。这种由于病变本身性质带来的挑战，主要在于如何更好地显露黏膜下空间，这要求医师使用各类方法来尽可能地进行辅助，并针对每种情况创造和应用不同的操作策略。例如，面对进犯回盲部的病变，应该着重注意操作顺序，从回盲部侧开始病灶切开。

3. 由于各种导致的结直肠内部严重纤维化，是最为棘手的一类情况。对于这类病灶需要经验极为丰富的内镜诊疗专家进行操作，按照从目标病变周围下刀，进行黏膜下剥离，后从两侧连接剥离平面以解离瘢痕、纤维化的部分的基本操作流程进行手术；对于出现的意外情况如出血、穿孔，需要及时采取相关的处理措施。

为了应对结直肠 ESD 操作的诸多挑战，十余年来，诸多临床专家、学者提出了各式各样的特殊操作技术方法，在临床前试验、临床实际操作中验证了方法的可靠性和便利性。笔者结合自身操作结直肠 ESD 十余年的临床经验，将相关特殊手术技巧一并总结。

与常规 ESD 操作过程类似，结直肠 ESD 同样大体分为注射、切开、剥离几个基本步骤。而由于结直肠本身结构和结直肠病变的特殊性，导致结直肠 ESD 手术策略稍有不同。简而言之，结直肠 ESD 术中，需要尤其注重提高内镜可操作性、提高手术便捷性、降低操作难度。

二、结直肠 ESD 步骤及对应策略

1. 因结直肠病变边界较为清晰，所以在术前一般不需要提前标记，但也可根据实际情况进行标记，以确保切缘阴性。

2. 在病变近端开始手术，或有可能保持内镜处于反转视野的话，则建议在这个位置开始手术，因为内镜更加稳定，目标病变更容易接近器械操作通道。

3. 局部黏膜切口完成切开后，应该立即采取合理术式进行黏膜下剥离。这一步可根据实际情况，合理选择辅助操作材料和术式，常用的有"隧道法""口袋法""挂线法"等，均旨在充分显露黏膜下视野、提高手术可操作性。以"口袋法"为例，该种术式需要在完成局部黏膜切开后，沿着切口线的内缘开始追踪，直到形成一个黏膜下的"口袋"，后可通过透明帽持续进入黏膜下间隙，通过改变患者体位广泛打开黏膜下间隙；以充分剥离病灶，避免视野不清导致术中并发症的发生。

4. 肠道黏膜菲薄，在进行黏膜下剥离时，有可能出现黏膜塌陷，黏膜下视野回缩，干扰进一步剥离操作；故在必要时，也需要通过额外注射保持黏膜下

液垫充足，以确保任何剩余的切口和剥离都可以安全完成。

5.检查切除区域，仔细凝固暴露的血管。

上述步骤中，术式的选择、合理辅助方式的选择是本章介绍的重点。这一步也是决定结直肠 ESD 手术顺利与否的最重要步骤。多种多样的辅助手法、辅助方式均旨在充分显露黏膜下视野，解决黏膜塌陷、遮挡手术目标的问题。这些辅助手段有助于降低结直肠 ESD 操作难度，降低出血、穿孔等并发症的发生。迄今，已经有许多术者、学者提出了相关的辅助技术方法，简要总结如表 3-1。

表 3-1　结直肠 ESD 常用辅助术式及技术

辅助类型	常用术式
牵引法	重力牵引法、挂线法、圈套器牵引法、反弹簧牵引法、磁力锚牵引法、拨杆法、早期直肠癌外用钳法、机器人牵引法、经皮牵引法
口袋法	隧道法，在其基础上发展为口袋法
其他	剪切法

第二节　辅助牵引装置及技术方法

受外科手术中的牵拉技术启发，诸多内镜专家、学者发明、应用、革新内镜下辅助牵引技术，以期在结直肠 ESD 术中获得更好的手术视野，确保手术过程精确、安全。这一技术旨在牵引已经游离、剥离开的部分黏膜结构，显露黏膜下腔。目前已经提出多种辅助牵引装置和技术方法。目前国内临床常用方法有：重力牵引法、挂线法、圈套器牵引法等，也有使用反弹簧牵引、磁力锚牵引等其他牵引技术的报道。本节就以上常见技术方法进行阐述。

一、重力牵引法

既往有相关学者对 ESD 辅助技术进行分类，将体位调整法与重力牵引法分开阐述。体位调整即在 ESD 术中不断调整患者的体位，以使得病灶已剥离开的部分处于下垂、外翻状态的辅助手段；重力牵引即使用外加的重物引入消化道，并将其固定在黏膜边缘上，结合体位调整和重物重力，对黏膜进行牵引。因这两种方法本质上均是利用重力作用结合患者的体位调整进行辅助牵引，所以在本节中，笔者将这两类情况合并定义为"重力牵引法"；在本节"操作步骤"介绍中，主要介绍利用外加重力装置进行辅助牵引的方法。

（一）基本原理

使用病变自身或外加重物的重力作用，使得目标黏膜外翻，显露黏膜下空间。使用病灶自身重力，则仅需熟悉患者病灶方位，及时转换体位；若使用外加重物重力，一般使用到重物、金属夹、短绳（以链接重物和金属夹）等器械，构建一套重力辅助牵引装置。将重物链接在金属夹上，将金属夹固定在黏膜边缘，结合改变患者体位，即可利用重物重力进行辅助牵引。

（二）操作步骤

1. 常规进行黏膜标记、黏膜下注射、部分剥离黏膜下层。

2. 退出内镜，将拆封的金属夹插入并贯穿内镜工作孔道，将重物通过短绳（尼龙绳、牙线或其他类型线）和金属夹相固定；随后，再次进镜，将重力牵引装置从体外带入体内，直到病灶处打开金属夹，夹闭金属夹，将金属夹连同重力牵引装置固定在已游离的黏膜边缘。

3. 通过改变患者体位以改变重力牵引装置的牵引方向，经过适当调整，重力牵引装置可拉下已经游离的黏膜，以辅助显露黏膜下结构。完成病灶的整体黏膜下剥离。

（三）原理图示

重力牵引法原理见图 3-1。

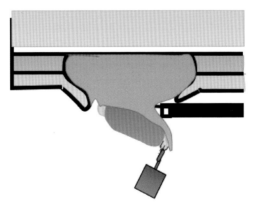

图 3-1　重力牵引法原理图示

（四）优缺点分析

重力牵引装置的主要优点是，可以直接促使 ESD 手术过程中的"切割线"暴露，这可能会减少并发症的风险；此外，该装置制作材料易得，制作过程简便；同时，因为该装置将与切除的黏膜一同取出体外，故几乎不会对患者造成伤害。

该装置及其术式的主要缺点是置入重力牵引装置时需要重复进镜；其次，在利用该装置实施操作时需要提前确定操作空间范围，在进行操作时需改变患者体位，有一定操作难度；另外，病灶表现、大小不同，所需牵引力不同，固定的重物的牵引力可能有限。

二、挂线法

挂线法是在结直肠 ESD 术中应用较为广泛的一类辅助牵引技术。近年来，诸多内镜专家、学者提出了多种多样的挂线方法。其中使用的"线材"材质多样，可以为尼龙线、牙线等；使用的挂线方式多样，可结合金属夹进行挂线，也可以结合其他器械进行挂线。"带线 - 金属夹法"是应用最为广泛的以挂线技术为核心的辅助牵引方法之一，其命名方式多样，有"金属夹联合丝线牵引""导丝 - 金属夹法"等名称，本质上都是指代使用金属夹和丝线进行辅助牵引的方法。最简便的挂线法，即将单根丝线留有足够长度，后将丝线引入体内；将丝线固定在病灶边缘，从体外牵拉丝线，即可起到牵拉病灶、辅助牵引的作用。而内镜治疗专家、学者不断探索与优化，已经发明出诸多"更新换代"的新型挂线法：如利用牙线等其他材料进行挂线；如避免体外牵拉丝线而将丝线固定于病灶的对侧肠壁，利用肠壁充当"挂钩"，对病灶进行牵拉等。

（一）基本原理

挂线法的基本原理，即将丝线或线状物体引入体内，并固定在已经游离的病灶边缘，医师牵拉丝线，继而提拉病灶而辅助病灶剥离。根据具体挂线方法推陈出新，"谁"给予牵拉丝线的"力量"这一主体也随之发生变化。

最简便的挂线法中，丝线留置足够长度并从内镜外侧同内镜一同进入体内，并固定在病灶边缘，术者在体外牵拉丝线即实现对病灶的辅助牵引，在这一方法术式中，施加牵引力的是独立的术者或助手。体外实施牵引的施力方向为单向，在部分情况无法获得较好的牵拉效果，因此有术者对此方法进行了改进和升级，通过在肠壁对侧再固定一枚金属夹，将丝线从该金属夹绕过，仿照"滑轮组"的原理，使得在体外牵拉时，可施加反方向的拉力。以上两种方法均需要人力体外牵引，而为了省去丝线留置体外、需要人力进行牵引的繁琐和不便，有术者持续革新，将丝线直接固定在体内病灶的对侧肠壁，令对侧肠壁施加对病灶的牵引力。总而言之，各类挂线法大抵均通过丝线和其他工具的组合，实现对病灶的牵引。

（二）操作步骤

1. 最简便的挂线法操作步骤（图 3-2）

（1）常规进行黏膜标记、黏膜下注射、部分剥离黏膜下层。

（2）将一枚金属夹通过内镜治疗通道送入并露出头端，根据病灶距离肛门口深度决定留置的丝线长度，后将丝线固定在金属夹的开合处。

（3）再次进镜，丝线即随内镜进入体内；再将金属夹夹闭在已经剥离开的病灶边缘一侧。

（4）术者在体外轻拉丝线保持适度张力，即可实现对病灶的牵引，使得病灶被充分牵引显露黏膜下层，为后续完整剥离创造便利。

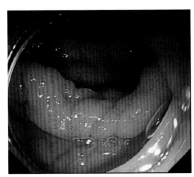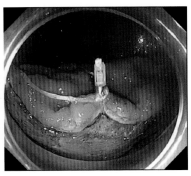

图 3-2　金属夹体内挂线法实例

2. 改良的类似"滑轮"结构挂线法操作步骤

（1）常规进行黏膜标记、黏膜下注射、部分剥离黏膜下层。

（2）同上步骤（2）～（3），将一枚金属夹连同丝线引入体内并夹闭在拟剥离的病灶边缘。

（3）退出内镜，将另一枚金属夹伸入并通过器械孔道，露出头端。

（4）将已经在体内固定好的，游离在体外的丝线部分穿过金属夹开合处。

（5）术者重新进镜，持续进镜至目标病灶位置；在此过程中，助手在体外牵住游离丝线，维持丝线处于较为松弛的状态。

（6）术者将金属夹释放、夹闭在病灶的对侧肠壁。

（7）术者或助手在体外轻拉丝线，保持一定的张力，实施牵引。

3. 改良的体内双金属夹挂线法操作步骤

（1）常规进行黏膜标记、黏膜下注射、部分剥离黏膜下层。

（2）将一枚金属夹通过内镜治疗通道送入并露出头端，根据病灶大小、距离对侧肠壁距离、拟施加的牵引力综合考虑决定留置的丝线长度，同简便方法不同，这里需要将丝线结扎为"O"形，将其一环挂在金属夹的开合处，并便于第二枚金属夹的介入和挂线。

（3）完成第一枚金属夹和"O"形丝线的固定，从器械孔道插入第二枚金属夹，在体内张开金属夹，穿过"O"形丝线环，将其挂在金属夹开合处，并观察牵引力和病灶牵引情况，将其夹闭于对侧的肠壁上，以此依靠肠壁自身挂线并提供挂线牵引力。

（三）原理图示

挂线法原理见图 3-3。

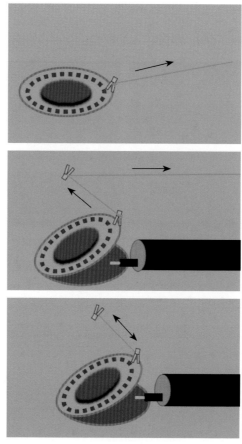

图 3-3　挂线法原理图示

（四）优缺点分析

带线 - 金属夹法的优点在于原料易得，不需要特殊设备。最简便的挂线法操作亦较为简便，此外，其可应用的部位范围，即病灶距离肛门口的深度范围较广；但其缺点在于牵引力的方向与内镜同轴，其可调节的范围也较为有限，不能很好地显露病灶黏膜下层。

改良的类似"滑轮"的双金属夹挂线体外牵引法优点在于可以提供反向的牵引力，有助于更好地显露黏膜下腔；其缺点在于装置较为复杂，第二枚金属夹的挂线操作较为考验术者的经验技巧。

改良的双金属夹挂线体内牵引法优点在于避免了人力在体外进行牵引的不便，且装置构造较为简便。其缺点在于只能提供定向的、有限的牵引力，导致金属夹固定的位置需要谨慎选择。

此外，以上几种方法均存在丝线牵引力有可能随着病灶剥离进展而出现降低的缺点，在此情况下，牵引作用会逐渐消减。

三、金属夹弹力圈联合牵引法

金属夹弹力圈联合牵引技术是一种体内牵引技术。与前述挂线方法相比，其最大的不同是将牵引材料更换为具备弹性的弹力圈或橡皮筋等材料。与不具备弹性的丝线相比，弹力材料可以提供可变的牵引力；此外，该方法不需要提供外力，在一定程度上可以降低解剖学位置和肠腔大小带来的固有限制。该方法是一种较为常用的辅助牵引方法，使用的弹力圈多为惰性的松紧材料，有使用静脉曲张套扎（EVL）O 形环、外科手术用无菌手套等材料的报道。类似上述材料在进行介入手术时不会发生溶解或变质，亦不会令患者产生过敏反应等不良反应。

（一）基本原理

在体内完成预分离黏膜后，将一枚金属夹固定于病灶边缘，第二个金属夹侧臂穿过弹力圈固定于病灶对侧边缘，两枚金属夹之间以弹力圈相连接，弹力圈自身收缩力可为病灶剥离缘提供向上、向外的牵引力，充分显露需要切割的部位，以此进行无须外力的辅助牵引。

（二）操作步骤

1. 常规进行黏膜标记、黏膜下注射、部分剥离黏膜下层。

2. 取一枚金属夹通过内镜器械孔道并伸出内镜头端，张开金属夹，利用额外的丝线将弹力圈结扎、固定在金属夹的一侧。

3. 将金属夹连同弹力圈一起收纳于释放器鞘内，进镜到达病灶位置，将金属夹固定在病灶边缘。

4. 取第二枚金属夹伸入内镜器械孔道，深入直达病灶位置，张开金属夹，使弹力圈挂在金属夹两个夹臂之间，后调整方向，结合病灶大小、方位、肠腔形状等多种因素，将第二枚金属夹夹闭在合适位置，并完成弹力圈的固定。

5. 病灶表层黏膜会因弹力牵引作用而外翻，以此显露黏膜下视野，继续进行辅助牵引下的黏膜剥离。

（三）原理图示

金属夹弹力圈联合牵引法原理见图 3-4。

（四）优缺点分析

金属夹弹力圈联合牵引技术是一种无须外力的体内牵引方法，其优点主要在于可持续保持牵引的张力，在手术过程中将黏膜层掀起，充分显露黏膜下层，无须术者操作内镜前端持续顶在剥离界面，降低了操作难度，加快了病变剥离的速度。应用此方法，可长时保持较好的视野，实现全程直视下操作，减少因

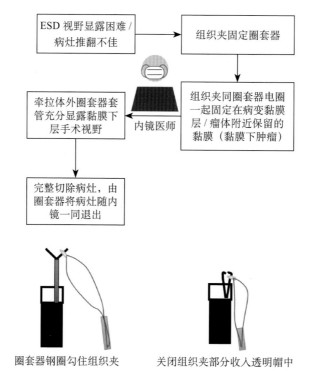

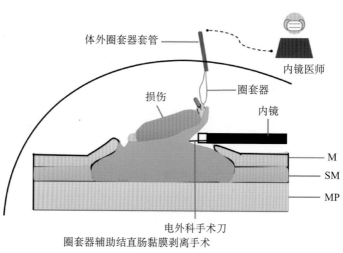

图 3-4　金属夹弹力圈联合牵引法原理图示

术野欠佳而盲切导致的术中出血、穿孔等并发症，增加了手术的安全性；避免因为视野显露不充分造成切除范围、深度出现偏差，保证病变水平切缘、垂直切缘均距肿瘤有一定距离，以免干扰术后病理评估。这一辅助牵引方法尤其是在横结肠至升结肠病变及直径较大的病变中，具有更为明显的优势。此外，该方法同样简便易行，无须助手在体外进行人力牵引，也无需额外的设备，额外医疗花费少，适合在临床操作中施行。

该技术方法的缺点在于，对于较大的病变，可能凭借一根弹力圈或两处夹持点无法很好地完成牵引；以及随着剥离进程的进行，弹力圈拉伸距离缩短，牵引力缩小，影响牵引效果。同其他技术方法相同，也要考虑因为牵引力过大而造成金属夹脱落的问题。针对病灶过大，一枚弹力圈或两处夹持点无法较好完成牵引任务的情况，有学者报道了对该方法的一种优化方案，该团队应用一枚弹力圈联合三枚金属夹，构建三角形的牵引装置，即一枚金属夹将弹力圈固定在游离的病灶切缘，另外两枚金属夹穿过弹力圈，并分别固定在病灶的另两处部位，形成一个稳定的三角形牵引结构。该装置更为稳定，可能获得更好的牵引效率。

四、圈套器法

圈套器法是一种体外牵引方法，是单独利用金属夹或使用金属夹联合圈套器进行弹性牵拉的方法。圈套器、金属夹作为目前大型消化内镜中心的手术、治疗常用配件，得到了广泛的运用。因此，该牵引法也较为常用。

（一）基本原理

在仅使用圈套器的牵引法中，即通过一边剥离病灶，一边引入一枚圈套器，将已经游离的病灶套住，在体外进行牵拉、推进，即可实现辅助牵引；联合金属夹和圈套器的方法中，即利用一枚金属夹夹住圈套器并固定在拟切除的病灶边缘，可通过体外推、拉圈套器实现对病灶的辅助牵引，充分显露需要切割的部位，以达成切除肿瘤的目的。金属夹 - 圈套器法的关键在于钛夹需放置在合适的位置且夹取适量组织，牵引力不可过大，否则将造成黏膜损伤或钛夹撕脱。

（二）操作步骤

1. 单纯使用一枚圈套器进行辅助牵引的操作基本步骤（图 3-5）

（1）常规进行黏膜标记、黏膜下注射、部分剥离黏膜下层。

（2）退出内镜，在内镜前端套一透明帽，将一枚圈套器平行内镜放置，打开圈套器前端的电圈。

（3）将电圈套在内镜前端的透明帽上，收缩电圈，使其固定在透明帽上。

（4）重新进镜，此时圈套器和内镜一同进入体内；继续进镜到达目标病灶位置。

（5）对准切开的黏膜，将切开的黏膜吸引进入透明帽，将圈套器前端电圈释放、推出并收紧，使已切开的部分套紧在圈套器内。

（6）术者或助手在体外牵拉圈套器，充分显露黏膜下层，继续进行黏膜下剥离。

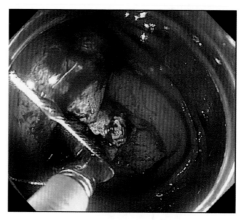

图 3-5　圈套器术中固定

2. 使用圈套器和金属夹联合进行辅助牵引的操作基本步骤

（1）常规进行黏膜标记、黏膜下注射、部分剥离黏膜下层。

（2）退出内镜，将一枚金属夹送入内镜器械通道，从内镜前端伸出，并打开金属夹。

（3）将一枚圈套器平行于内镜镜身，将其前端电圈挂在金属夹的两臂之间；缩小电圈，并关闭金属夹。

（4）重新进镜，在直视下将圈套器平行于镜身一同带入体内，到达病灶处后，将金属夹连同圈套器一起固定在拟切除的病灶边缘黏膜。

（5）术者或助手在体外推拉、牵引圈套器，充分显露黏膜下手术视野，继续完成剥离。

3. 亦有学者报道了另一种将圈套器和金属夹固定在体内的方法，其使用的基本器械相同，但操作步骤略有差异，概述如下。

（1）～（2）同上述。

（3）在内镜前端套一透明帽，将一枚圈套器平行内镜放置，打开圈套器前端的电圈。

（4）将电圈套在内镜前端的透明帽上，收缩电圈，使其固定在透明帽上。

（5）在直视下重新进镜，此时圈套器和内镜一同进入体内；继续进镜到达目标病灶位置。

（6）从内镜器械孔道伸入一枚金属夹，到达视野中；此时松开圈套器电圈，并向前推圈套器，将圈套器在体内挂在金属夹的两臂之间。

（7）收紧圈套器，在合适的黏膜部位夹闭金属夹，将圈套器和金属夹共同固定游离病灶的边缘。

（8）术者或助手在体外推拉、牵引圈套器，充分显露黏膜下手术视野，继续完成剥离。

（三）原理图示

圈套器法原理见图 3-6。

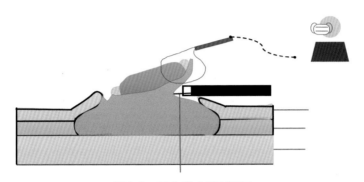

图 3-6　圈套器法原理图示

（四）优缺点分析

单纯使用一枚圈套器进行辅助牵引的优点在于，圈套器材料获取较为方便，成本低，可以迅速采用；操作方法简单，可以快速学习；圈套器本身具有一定硬度，可以起到一定的支撑作用；具备一定的灵活性，可以实施口侧、肛侧的双侧对向牵引力。其缺点主要在于，使用圈套器直接套紧黏膜，操作用力容易造成病灶损伤，影响标本的完整性；此外，此方法无法在直视下将圈套器送入体内，有损伤患者消化道的风险；其次，圈套器与病灶的连接可能容易滑脱。

金属夹联合圈套器牵引方法的优点同样在于原理简单，器械为大多数中心已有的治疗设备，获取方便。采取事先在体外将金属夹挂住圈套器并收入透明帽，可实现在直视下送入圈套器，可能减少对组织的损伤；此外，本方法可提供多方向牵引和支撑，单人可同时进行牵引和病变剥离，标本可直接由圈套器取出。其缺点在于，随着病变的剥离，圈套的牵引力可能会减小，牵引效果下降，这时可能需要适当增加新的牵引金属夹进行牵引。

五、牙线 – 橡皮圈法

牙线联合橡皮圈牵引法是 Nomura Tatsuma 等于 2018 年创造的一种新型牵引方法。这种方法是体内牵引和体外牵引技术的结合。

（一）基本原理

术者准备一根足够长度的牙线及两枚橡皮圈、金属夹。通过将橡皮圈固定到待剥离的病灶边缘及对侧肠壁，再通过体外牵拉和两枚橡皮圈结扎固定的牙线，对橡皮圈的牵引方向和牵引力进行调节，以此实现对切开黏膜的牵引，充分显露黏膜下层。

（二）操作步骤

1. 常规进行黏膜标记、黏膜下注射、部分剥离黏膜下层。

2. 退出内镜，由助手准备一根足够长度的牙线，以及两枚橡皮圈，将橡皮圈结扎固定在牙线的前端，两枚橡皮圈的间距约为 3cm，或可根据需要牵引的病灶大小来综合决定其间隔。

3. 使用胶带将固定有两枚橡皮圈的牙线固定在内镜前端。

4. 重新进镜，牙线、橡皮圈均连同内镜一起进入体内，到达病灶位置；将内镜稍微回拉或弯曲，使得前端视野中可见橡皮圈。

5. 通过内镜器械孔道送入一枚金属夹，在体内打开金属夹，将第一枚橡皮圈挂在金属夹张开部，即两臂之间；后将橡皮圈连同金属夹一起夹闭、固定在拟剥离的病灶边缘。

6. 通过内镜器械孔道送入第二枚金属夹，在体内打开并穿过第二枚橡皮圈，将其固定在对侧肠壁上，至此完成辅助牵引装置的构建。

7. 助手或术者在体外通过牵拉牙线，可改变牵引力和方向，以辅助完成剩余的黏膜下剥离操作。

（三）原理图示

牙线 - 橡皮圈法原理见图 3-7。

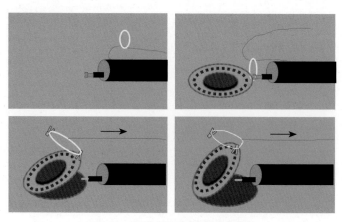

图 3-7　牙线 - 橡皮圈法原理图示

（四）优缺点分析

该牵引方法为学者最近创造的新型牵引法,具备的主要优点是价格较为便宜,不需要重新反复插入内镜,且将体内牵引和体外牵引手法进行结合,通过一根牙线可以随时改变牵引方向,并且可以提供持续的牵引力。该牵引方法的主要缺点可能在于其装置构造稍显复杂。此外,该装置暂未进行相关临床验证。

六、反弹簧牵引技术

反弹簧牵引技术由金属夹弹力圈联合牵引技术衍变而来,是一种体内牵引技术。在本技法中,利用一段弹簧代替弹力圈,以期望获得更大的伸缩性和牵引力,获得更好的牵引效果,以适应于更大的结直肠早期病变的黏膜下剥离。

（一）基本原理

与金属夹弹力圈联合牵引技术的原理类似,在体内完成预分离黏膜后,将一枚金属夹固定于病灶边缘,第二个金属夹固定于病灶对侧边缘,两枚金属夹之间以弹簧相连接,以提供向上、向外的牵引力,为无须外力的辅助牵引手法。

（二）操作步骤

1. 常规进行黏膜标记、黏膜下注射、部分剥离黏膜下层。

2. 取一枚金属夹通过内镜器械孔道并伸出内镜头端,张开金属夹,利用额外的丝线将弹簧结扎、固定在金属夹的一侧。

3. 将金属夹连同弹簧一起收纳于释放器鞘内,进镜到达病灶位置,将金属夹固定在病灶边缘。

4. 取第二枚金属夹伸入内镜器械孔道,深入直达病灶位置,张开金属夹,使弹簧的圆环挂钩挂在金属夹两个夹臂之间,后将第二枚金属夹夹闭在合适位置,并完成弹簧的固定。

5. 病灶表层黏膜会因弹簧的牵引作用而外翻,以此显露黏膜下视野,继续进行辅助牵引下的黏膜剥离。

（三）原理图示

反弹簧牵引技术原理见图 3-8。

（四）优缺点分析

反弹簧牵引法相较于金属夹联合弹力圈牵引法,因将提供牵引的主体更换为一根弹簧,故在牵引力上具备优势;同双金属夹体内牵引的手法类似,该方法因无须提供外力,亦不受解剖位置和管腔大小限制,所以更适用于 ESD 操作困难位置。该方法实操性较强,不难应用,但是不易寻得合适的弹簧挂件可能是制约其普遍应用的一大因素。

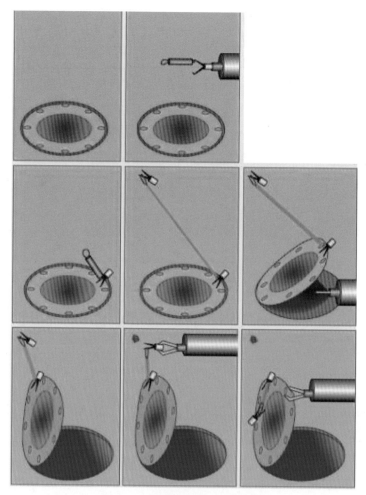

图 3-8　反弹簧牵引技术原理图示

七、S-O 夹法

S-O 夹法是由 Naoto Sakamoto 与 Taro Osada 等于 2009 年提出的联合使用金属夹、弹簧、弹力圈的辅助牵引方法，该方法由金属夹联合弹力圈牵引法改进而来，以弹簧连接金属夹从而获得更大的伸缩性。该方法和反弹簧牵引法的区别在于后者仅使用一根弹簧作为牵引件，而本法同时应用弹力圈和弹簧，将其串联在一起作为牵引件使用。

（一）基本原理

与金属夹弹力圈联合牵引技术的原理类似，将一枚金属夹固定于病灶边缘，第二个金属夹固定于病灶对侧边缘，两枚金属夹之间以弹簧＋弹力圈的组合牵引件相连接，以提供辅助牵引力，也是一类无须外力的辅助牵引手法，亦属于内部牵引方法的一种。

（二）操作步骤

1. 常规进行黏膜标记、黏膜下注射、部分剥离黏膜下层。

2. 取一枚金属夹通过内镜器械孔道并伸出内镜头端，张开金属夹，利用额外的丝线将弹簧端结扎、固定在金属夹的一侧。

3. 将金属夹连同弹簧、弹力圈一起收纳于释放器鞘内，进镜到达病灶位置，将金属夹固定在病灶边缘，以此完成 S-O 夹的部分固定。

4. 引入第二个金属夹，张开后并穿过 S-O 夹上远端的弹力圈，并将此金属夹继续向前深入，夹闭在对侧肠壁，至此完成 S-O 夹的全部固定过程。

5. 病灶表层黏膜会因 S-O 夹的牵引作用而外翻，保持黏膜下层组织切割线的可视性，从而实现对病灶安全完整的剥离。

（三）原理图示

S-O 夹法原理见图 3-9。

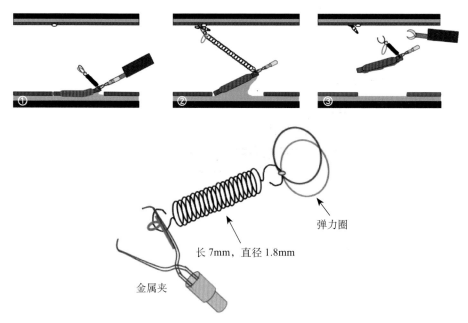

图 3-9　S-O 夹法原理图示

（四）优缺点分析

S-O 夹法的优点主要在于其操作简便，能够起到有效的显露黏膜下层的作用，不需要改变患者体位，这也是体内牵引法的共有优点和特点。相较于传统挂线法，S-O 夹法可以提供更好的牵引力。

该方法的缺点主要在于：不能适用于所有的直肠病变，因为其弹簧部分需要拉到病变的肛门侧，而 S-O 夹的另一侧不一定能固定在直肠壁上；其次，S-O 夹一旦被固定，其再次定位则会较难实行，金属夹联合弹力圈、金属夹挂线法都具有同样的弊端；再者，S-O 夹的弹簧 - 弹力圈连接部分也可能在手术过程中被损坏，这对手术过程会造成一定的干扰；最后，S-O 夹制作较为繁琐，材料相较弹力圈本身、尼龙绳、牙线、圈套器等更难获得，这在一定程度上限制了其临床应用。

八、磁力锚法

前述方法如体外挂线法、体内挂线法、体外圈套器法，其提供给病灶的牵引力方向局限，一旦金属夹固定，若想要改变牵引力方向则不甚容易。如何能够像外科手术一般，可对目标病灶施加任意方向、任意大小的牵引力是许多专家学者十分关注也在不断探索的问题。

同磁控胶囊胃镜的原理类似，使用另一端带磁铁的夹具固定病灶，依靠外设磁场产生的磁力，在体外调节电磁场从而方便地获得医师想要的牵引力，原理上即可对病变进行任意角度的牵引。近年来，"磁力锚法"辅助牵引技术横空出世，且经过了不断改进。

（一）基本原理

将一块小磁体引入体内，固定在病灶游离缘，通过外设强力、可控的磁场产生磁力，对体内的小磁体进行吸引，从而对病灶产生牵引力。磁力锚辅助系统主要由两部分组成：一部分为通过结扎线固定有磁体（不锈钢、永磁铁或电磁铁的一个或多个夹子），起到固定与牵引病灶的作用；另一部分为体外的磁场调节装置，可通过调节磁场的方向、场强等来调节病灶受到的牵引力大小与方向。

磁铁种类可分为电磁铁、钐钴稀土永磁及钕稀土磁铁，而后者是目前磁力最强的磁性材料，包被于磁铁表面可防止人体组织过敏。体外磁铁形状可为正方形、圆柱形或碟状，而体内磁铁则为易于捆扎的环形；体外磁铁的体内锚点可分为单锚点和双锚点，意在对体内的一个或两个靶点进行牵引，取决于体内磁体和金属夹的链接方式，后者视野上更开阔。

（二）操作步骤

1. 常规进行黏膜标记、黏膜下注射、部分剥离黏膜下层。

2. 取一枚金属夹通过内镜器械孔道并伸出内镜头端，张开金属夹，夹持磁力锚夹具后重新进镜将之带到病灶部位。

3. 进镜到达病灶位置，将磁力锚夹具固定在病灶游离的黏膜边缘。

4. 通过操控患者体外由机械臂固定的磁体来控制病灶受到的牵引力，对病灶进行剥离。

（三）原理图示

磁力锚法原理见图 3-10。

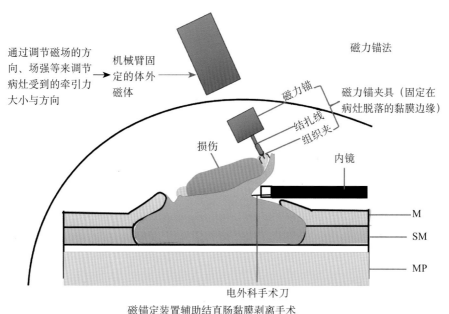

图 3-10　磁力锚法原理图示

（四）优缺点分析

磁力锚法的主要优点在于，术者可以通过调节体外磁体磁力和吸引方向，来对目标施加特定的大小和方向的牵引力。类似于外科手术的操作，一方面，磁力锚夹具可以像术者的双手一般方便地辅助医师提拉病灶、显露黏膜下层，继而帮助术者完成切割与剥离的过程；另一方面，磁力锚装置有助于改善操作者的视野，允许操作者自由移动内镜。

该方法的主要缺点在于设备成本较高，学习成本也较高；如术者需要学习对不同部位、不同大小的病灶，或不同体质的患者，应该如何调整牵引力和方向；而譬如患者的腹壁厚度过大则有可能干扰到磁力锚牵引的效果。此外，因为设备难以获得和构建，目前这一方法暂未得到大规模、前瞻性的临床研究的验证，其安全性和有效性仍然有待进一步观察。

九、机器人牵引技术

目前，国内外以"达芬奇"为代表的成熟手术机器人已经广泛应用于外科临床手术的操作过程当中，并且取得了极大的成功。内镜下 ESD 存在手眼同步、仅限单器械操作等问题，导致空间局限、操作欠灵活，对医师水平要求极高，影响内镜手术安全性。

为解决以上问题，专家学者结合机器视觉、机电一体化和人工智能技术，开发适用于内镜下 ESD 的机器人设备。中国香港大学研发的 EndoMASTER 系统将微型机械臂内置于消化内镜中，具有两个配备多个自由度的操作臂，初步实现内镜柔性双臂控制，可实现复杂的操作，在多次的动物实验中均有良好表现。

（一）基本原理及操作过程

MASTER 设备主要由三部分构成：控制端、远程工作站和工作端。其将传统 ESD 操作工作分为两个部分。在使用该机器人设备进行手术时，一位术者操作控制端，通过主控制装置和执行器引导机械臂，双手操作机械杆来负责内镜前端的器械操作，完成牵拉、切割、剥离等多种操作。另一名术者仅负责使用内镜，负责把握镜身的位置和稳定性，将内镜引导至所需位置，并控制抽吸和充气，来配合主操作术者完成整个手术。此手术过程需要两位术者之间的紧密合作，同时，需要在数字监视屏幕上监看内镜下影像。

（二）原理及应用场景图示

机器人牵引技术原理及应用场景见图 3-11。

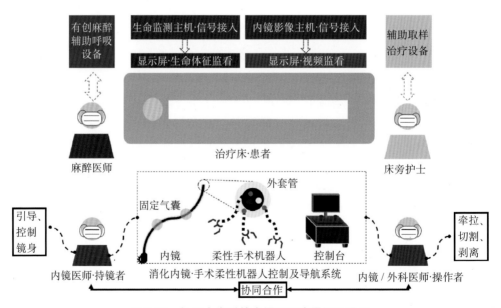

图 3-11　机器人牵引技术原理及应用场景图示

（三）优缺点分析

类似 MASTER 系统的内镜手术机器人还可装配触觉反馈模块，在视野不清晰的情况下感知前端是否触碰到组织结构，提高操作安全性。多自由度的双机械臂设计使得术者可以像外科手术操作一样，突破内镜手术手眼同轴的限制，实现更精密、更便捷的操作。然而，这类系统的最大缺点即造价昂贵，学习成本较高，且体外控制系统和体内执镜操作的差别巨大，未来还有很多方面的问题需要攻关。目前，除学术、展示等用途，该设备暂未推广应用。

十、外用钳法

（一）基本原理

外用钳法属于体外牵引方法，由 Hiroyuki Imaeda 等于 2012 年提出，通过引入外置的可弯曲的金属钳对病变部位进行牵引。该金属钳有两个手柄，一个用于夹闭前端而抓住病变，且可以通过用外部夹子锁定，另一个用于弯曲金属钳的前端，也是可锁定的。

（二）操作步骤

1. 常规进行黏膜标记、黏膜下注射、部分剥离黏膜下层。

2. 退出内镜，通过内镜器械通道引入一金属钳，在体外夹住可屈式金属钳的前端部分。

3. 重新进镜，在内镜器械通道的金属钳的帮助下，引入外置的可屈式金属钳。

4. 拔出器械通道中的金属钳，利用伸入体内的可屈式金属钳进行病灶辅助牵引。

（三）原理图示

外用钳法原理见图 3-12。

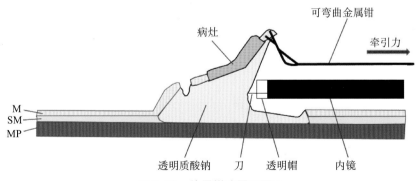

图 3-12　外用钳法原理图示

（四）优缺点分析

外用钳法的优点在于，使用外置的夹持钳直接控制牵引方向，实现多方向牵引。因外用钳前端夹闭状态和弯曲状态都可以锁定，所以该外用钳可以放置在床上，不需要助手在手术过程中持续握持外用钳，术者本身即可进行牵引操作。

该方法的缺点主要在于：钳柄较厚，内镜只能在套筒有限的空间内活动，可能影响内镜操作；其次，外用钳一般较硬，对患者的创伤较大，且难以固定在合适的位置。基于上述原因，目前外部牵引法在临床应用有限。

十一、双内镜法

（一）基本原理

在第一个内镜的操作基础上，引入第二个内镜，其中一个进行牵引，另一个进行主要操作。辅镜可提供多方向牵引，有效缩短操作时间。

（二）操作步骤

1.常规进行黏膜标记、黏膜下注射、部分剥离黏膜下层。

2.将第二个内镜插入肠腔，并通过工作内镜通道引入用于牵引病灶的金属夹，进行辅助牵引，通过抬起黏膜组织来维持黏膜下层切割线的可视化。

（三）原理图示

双内镜法原理见图3-13。

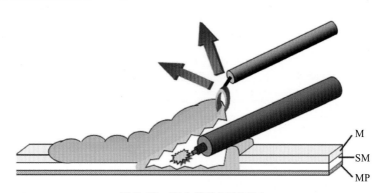

图 3-13　双内镜法原理图示

（四）优缺点分析

双内镜法的优点在于，可以提供多方向牵引，且第二个内镜的引入，可能提供相比于其他牵引方案更好的切割视野。但本方法的缺点较为明显，首先，双镜的操作需要更大的空间位置，在切除较大病变时更加困难；双镜会造成内镜的移动障碍，影响手术操作；同时，双镜法需要第二个内镜医师操作，且双孔道内镜牵引的特制装置较为笨重，操作困难，有些情况下很难控制牵引方向；其次，也可能难以处理较大的病变，因为没有足够的空间来维持由牵引系统提供的必要切割视野，同时也不能满足在操作过程中两个内镜的安全运动。这些不利因素都限制了双镜法的临床应用。

十二、口袋法

"口袋法"是一种利用透明帽帮助，而不需要其他辅助器件的 ESD 辅助手段，该方法由 Hayashi 等在 2014 年提出，通过创建一个较宽的黏膜下"口袋"来为手术过程提供良好的视野、牵引，其关键特征是在使用针式刀进行最小的黏膜切口后，在病变下形成一个大的黏膜下口袋，然后，引入一个带有小口径透明帽的内镜，在口袋中完成黏膜下剥离。

该方法是在隧道法的基础上发展而来，其与隧道法不同的可以归纳为以下两点。其一，基本原理不同：口袋法需要在病灶近端黏膜切开一个小口后，于黏膜下层创建一个口袋；而隧道法需要在病灶的近端和远端分别切开小口，并打通形成隧道。其二，主要优势不同：口袋法主要适用于伴有严重纤维化的大型瘤性病变，能够在粘连较重的情况下，仍然将其剥离完全并完整切除；而隧道法主要通过保持黏膜的完整性来降低穿孔、瘘管形成等不良事件发生率，但受制于材料和技术等的局限，隧道的最大直径有限，故而对于大型的、纤维化粘连较重的病变，口袋法具有天然的优势。

（一）基本原理

口袋法的原理，即通过在黏膜下层创建一个宽敞的口袋，在不打开口袋对侧和外周的前提下，借助液体垫在狭小空间内的压力，完成病灶在黏膜下层的完整剥离，尤其适用于大型的严重纤维化的肿瘤性病变。利用口袋法清理病变黏膜下层后，进行四周切开时，切开的方向很重要，需要先把重力的低点位置切开，否则会影响视野，增加操作时间。

（二）操作步骤

PCM-ESD 的基本操作步骤如下。

1. 建立黏膜下液体垫。

2. 病灶近端黏膜切开：建立了黏膜下垫后，在病变的近端距病变边缘足够远（5 ～ 10 mm）的正常黏膜上进行 U 形黏膜切口，使黏膜由于牵拉而被拉向远端，从而便于后续过程中内镜钻入黏膜下层。

3. 黏膜下层切开：将刀用适当的力量压在注射后形成的隆起顶点上，踩脚踏板使刀尖突破黏膜和黏膜肌层。进入黏膜下层后，向侧方施力，再次踩踏脚踏板，在通过牵拉创造好切开的条件后才能进行切开。

4. 黏膜下口袋的创建：在用刀尖重复几次黏膜下切开后，用透明帽尖端打开切口。将内镜顶端透明帽插入黏膜下层，清晰显示黏膜下层，保持清晰的操作视野。通过切口可以清楚地看到黏膜下组织，用 Dual 刀向病灶口侧逐步进行黏膜下层剥离，并向病灶两侧扩展，充分剥离，形成口袋状。黏膜切开和剥离应在病变远端边缘的病变中心线上延伸，以到达另一侧，但不切开黏膜的对侧。

5. 通过剥离底部外侧缘、远端边缘和顶部外侧缘完成病变剥离。

6. 严重纤维化病变的口袋法操作：如果病变中心有严重的纤维变，则应在纤维变的两侧使用小口径锥形透明创建黏膜下口袋，使肌肉层在纤维变处被拉起，形成"山"的形状，然后用刀尖一点一点地沿着"山"顶端进行剥离，其余与常规 PCM 相同。

（三）原理图示

口袋法原理见图 3-14。

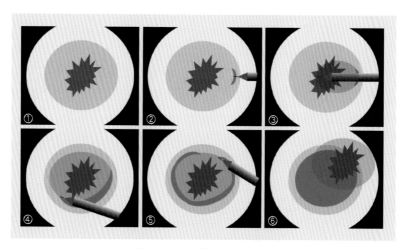

图 3-14　口袋法原理图示

（四）优缺点分析

尽管传统的 ESD 已被作为治疗消化道浅表肿瘤的标准方法，但其对于完整切除大型、无蒂的肿瘤性病灶有一定困难，这主要是由于该类病灶中心往往已因脱垂而严重纤维化，导致肌层被向外牵拉造成的。2014 年，Hayashi 等对隧道法进行改进，首次提出口袋法（pocket-creation method，PCM），并用 PCM 安全有效地切除了一个伴有严重纤维化的巨大瘤变。此后，Hayashi 等又陆续于十二指肠、胃、空肠等部位开展 PCM。目前，PCM 以结直肠部位开展最多。PCM 的核心特点在于，通过一个微小的切口，用小口径锥形透明帽在黏膜下层制造一个宽敞的口袋，进而整体切除病灶。

相比于传统的 ESD，PCM 的主要优势如下。

1. 未选择环切，初始切口更小，以便防止黏膜下注射液的分散和泄漏，进而保持黏膜下层的厚度。

2. 使用锥形透明帽在口袋中提供牵引和反牵引，可以在清楚地显示黏膜下组织的情况下进行黏膜下剥离，对位于结肠折弯明显位置的病变及操作角度欠佳的病灶，也可获得良好视野。

3. 通过 PCM 调整刀的角度使其与壁相切也更容易，因为内镜尖端的调整力可以通过向上推动黏膜或用尖端向下推动肌壁来在任何方向上施加。

4. 通过口袋内锥形透明帽的牵拉使黏膜下层显露更清楚，使得剥离线选取可以更加贴近肌肉层，减少标本烧灼伤。

5. 通过将内镜的尖端稳定在口袋中来使其与操作部位结肠间保持相对静止和稳定。

6. 可更方便和更准确地在术中追加黏膜下注射，能最大限度地保持黏膜下注射液的抬举时间，对于较大病变更具优势。

7. 与其他牵引方式相比，PCM 更具性价比，不需要额外的设备，也不需要特殊的准备。相比于传统 ESD，PCM 治疗浅表性结直肠肿瘤的疗效和安全性都有所提高，且可以由经验较少的非专家内镜医师进行，同时取得与专家相近的完成度，不良事件发生率低于传统的 ESD。

对于严重纤维化，可以通过 PCM 将透明帽插入至纤维变下使黏膜下层隆起，从而进行有效黏膜下剥离，提高完全切除率；对于巨大、跨 2 个结肠皱襞、游离或转角部位等较困难的结肠病变，PCM 术中可利用转动镜身和调整角度，从容地进行黏膜下剥离，明显提高术者操作的稳定性和有效性，提高病灶整体切除率；同时，用于治疗大型结直肠无蒂肿瘤时，PCM 也可以显著提升快速切除的阴性垂直切缘率。

总之，相比于传统的 ESD，PCM 具有更高的 R0 切除率、更高的整体切除率、更短的手术时间和更低的不良事件发生率。目前，PCM 已成为一种重要的 ESD 术式，并被广泛应用于切除胃肠道的肿瘤性病变，尤其是对于大型、无蒂、严重纤维化的肿瘤病灶，PCM 是优先的选项。

第三节　其他结直肠 ESD 辅助技术

辅助牵引方法、口袋法是两大类临床应用最为广泛、研究最为成熟的辅助方法，其中尤以辅助牵引法的亚类、分支众多，诸多专家学者不断推陈出新。而学术期刊或其他来源中，亦报道过其他有助于结直肠 ESD 术中病灶剥离的辅助手段，笔者对比做简要总结。

一、双气囊辅助内镜

结直肠 ESD 困难来自于内镜尖端不稳定、内镜可操作性差、手术部位可视性差等方面。内镜的稳定性是实现结肠内整体 ESD 最重要的技术要求之一。双球囊内镜是 20 世纪末日本设计的一种肠镜检查方法，它有助于内镜的稳定性、更好的可视性和可操作性。

（一）基本原理及操作步骤

双气囊辅助内镜包括一个 168cm 的柔性聚氨酯外套管和两个独立的充气气球。后气囊位于内镜尖端的后面并固定在上面，而前气囊可以滑行至内镜操作者指定的内镜尖端的前方。当前气囊抵达内镜尖端的前方且前后气囊都充气时，前后气囊之间便形成了治疗区，前气囊与内镜尖端之间形成了工作区。借助水或凝胶润滑剂，内镜可以轻松地穿过外套管。当内镜尖端穿过外套管距前气囊约 1cm 时，外套管上的设备手柄通过集成的圆形硅胶夹将内镜锁定，以防止内镜在鞘内移动。然后将设备手柄连接到充气手柄上，通过使用充气或放气按钮对指定的气囊进行单独充气或放气。两个气球的最大充气直径为 6cm，最大内部压力为 55mmHg。该装置配备了一个超膨胀安全阀，以确保气囊的内部压力不超过 55mmHg。后气囊为内镜尖端提供了稳定性，而可调节前气囊则能使黏膜皱襞平展、弯曲肠腔拉直及组织回缩。

（二）原理图示

双气囊辅助内镜原理见图 3-15。

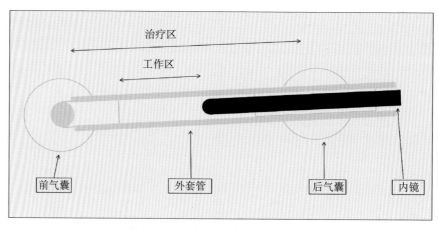

图 3-15　双气囊辅助内镜原理图示

（三）优缺点分析

优点：双气囊辅助内镜可稳定结肠，并创建一个治疗区，以确保充分的黏膜下剥离。此外，前气囊可用于使用缝合和夹子产生牵引，这可以进一步加速解剖过程，因此简化技术要求高的 ESD 程序，减少解剖时间，促进 ESD 的广泛使用。

　　缺点：①不能在多个方向上操作病变以提供足够的组织张力进行解剖。②从另一个边缘重新抓住病变以改变张力方向也不太可行，缺乏灵活抓取能力。因此需借助夹子将被剥离的远端病变边缘与前气囊上的缝线连接在一起进行动态收缩，尤其当病变较大或纤维化时。③双气囊辅助内镜提供了执行 ESD 所需的稳定性，而不需要创建口袋，但这可能需要在某些位置（如褶皱后病变或纤维化病变）有更多的专业知识。

二、拨杆法

（一）基本原理

　　采用单通道内镜时，可外附于镜身，以自制的鞘或另一把内置于活检孔道的钳子固定。

　　采用双通道内镜，则可通过其中一活检孔道送入实施牵拉，另一孔道送入电刀实施剥离操作。

（二）操作步骤

　　1. 常规进行黏膜标记、黏膜下注射、部分剥离黏膜下层。

　　2. 使用注射鞘或钳子抬高黏膜下层，以观察黏膜下层，并确保切割线有足够的反牵引力。

　　3. 使用 IT 刀直接从病变下方的固有肌层中逐步剥离病变下方的黏膜下层。

（三）原理图示

　　拨杆法原理见图 3-16。

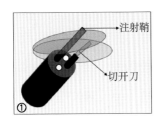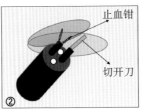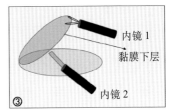

图 3-16　拨杆法原理图示

（四）优缺点分析

　　优点在于可对靶病灶进行"拉""推""挑"及"旋转"等其他牵引技术无法比拟的多种动作，对黏膜下层施加适量的张力，容易直观显示出黏膜下层切割视野，可有助于识别血管和防止穿孔来减少并发症；可反复钳夹组织及更换牵拉点；撤收方便，可帮助回收标本；可以缩短手术时间。与其他牵引方法相比，它具有非侵入性、实用、安全、成本效益高。

缺点：多孔道设计使镜身较粗（14.3mm），更重，有时很难控制牵引方向，较难操作，在切除较大病变时尤其明显，在需要镜身翻转的位置也很难使用，不适合处理一些需大幅度反转镜身的病变。

三、剪切法

（一）基本原理

剪刀形刀具，其操作类似于使用活检钳。执行切开、黏膜下剥离和止血操作仅需通过打开和关闭剪刀并将鞘移入和移出，穿孔和迟发性出血风险较低。

（二）操作步骤

1. 常规进行黏膜标记、黏膜下注射。

2. 使用剪刀形刀具执行切开、黏膜下剥离和止血操作。

（三）原理图示

剪刀法原理见图 3-17。

（四）优缺点分析

刀片的尖端向上弯曲，即使刀的位置很深，刀片尖端也不太可能接触和刺穿肌肉被膜；在不稳定的位置，剪刀形刀也可以像活检钳一样轻松操作，因为操作者只需抓住目标组织并切割，无须内镜移动，即使在很远的距离，剪刀形刀也可以降低穿孔的风险。在抓住目标组织后，剪刀形刀具可以稍微

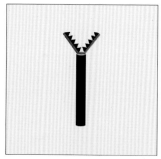

图 3-17　剪切法原理图示

提拉一下，以确保肌肉层在通电之前不被抓住，潜在地防止对肌肉层的意外伤害。因此，剪刀形刀具的独特设计将穿孔的风险降至最低。与使用针形刀相比，使用剪刀形刀的结肠 ESD 穿孔和延迟出血率显著降低。剪刀形刀也起到止血钳的作用，因此，即使术中可能发生大血管的喷射性出血，也可以使用剪刀形刀本身立即处理。此外，手术过程中的预凝固（作为预防性止血）可使用剪刀形刀轻松实施。

然而，由于刀的旋转、抓取和剥离等多个步骤导致切除速度降低。Toshio Kuwai 等研究表明剪刀形刀对结直肠 ESD 更安全，剪刀形组术中穿孔和迟发性出血的发生率明显低于针形组，而整块切除率和组织学完全切除率与在针形组相比没有显著差异。然而，与针形刀相比，它们的切除速度较慢。目前主流观点认为剪刀形刀对于非专家和困难情况更安全和有用，有可能更具成本效益。

第四节　操作方法小结

本章上述内容就各类结直肠 ESD 辅助方法进行了相关介绍，但结直肠 ESD 辅助方法仍在不断推陈出新。结合各诊疗中心特色，面对复杂多样的病灶形态和临床实际问题，具备创新精神的术者、专家仍在不断改良、完善已经提出的方法。例如，在临床实际中，可能会根据病灶的大小，决定增加用于固定挂线、弹力圈的金属夹数目，以获得更大的牵引力；为了解决挂线、弹力圈随病灶剥离而牵引力下降的问题，可能引入新一枚金属夹来逐次辅助牵引，保持良好的牵引力。

因此，本章虽然已经对常见的、经典的术式进行了阐述，但可能没有覆盖到现今的全部术式。然而，抬高黏膜层、显露黏膜下层以获得更好的视野，是诸多方法拟解决的共同问题，这也就造就了诸多方法的原理共性。掌握、练习以上常用、经典术式，可为困难结直肠 ESD 操作积累实战基础，有助于读者、术者后续进行独到的创新或改良。

第五节　困难结直肠 ESD 操作实例

结合笔者操作经验及日常诊疗所见，本节选择若干具有代表性的困难结直肠 ESD 案例，结合图例进行实例分享。

案例一　体内金属夹挂线法切除回肠末端黏膜下肿瘤一例

（一）患者基本信息
患者，女，73 岁。

（二）手术过程概要
插镜顺利至回肠末端，见回肠末端近回盲瓣可见一大小约 1.5cm×2.5cm 隆起，表面光滑（图 3-18）。

用一次性注射针注射含有亚甲蓝及玻璃酸钠的生理盐水抬高病灶，以 5 枚钛夹辅助牙线挂线逐级牵引显露病灶基底部（图 3-19）。

用一次性黏膜切开刀（Dual 刀）沿病灶外缘划开并剥离（图 3-20）。

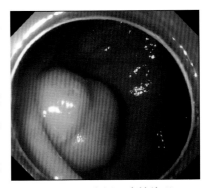

图 3-18　案例一病灶外观

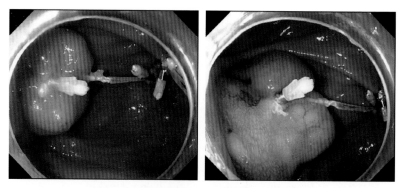

图 3-19 钛夹辅助牙线挂线及黏膜下注射

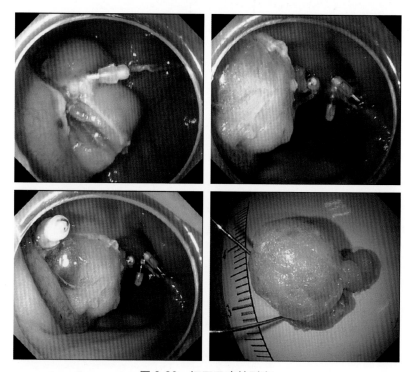

图 3-20 切开及病灶剥离

（三）病检结果

黏膜组织慢性炎伴黏膜下脂肪瘤。

案例二 金属夹联合圈套器体外牵引法切除扁平隆起一例

（一）患者基本信息

患者，女，39 岁。

（二）手术过程概要

横结肠见一大小约 1.0cm×1.2cm 扁平隆起，中央局部凹陷，用一次性注射针注射含玻璃酸钠（5 支）+ 亚甲蓝的生理盐水抬高病灶基底部（图 3-21）。

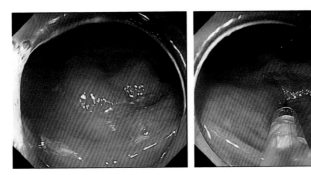

图 3-21　案例二病灶外观及黏膜下注射

再用一次性黏膜切开刀（Dual 刀）沿外缘切开黏膜，间断黏膜下注射后用 Dual 刀 +IT 刀交替剥离病灶（图 3-22）。

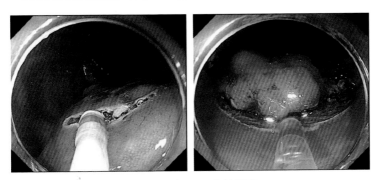

图 3-22　切开及病灶剥离

至病灶中央凹陷部局部黏膜下瘢痕粘连，剥离层次显露欠清，予以牵引法（一次性圈套器 1 个 + 和谐夹 2 个）辅助剥离病灶（图 3-23）。

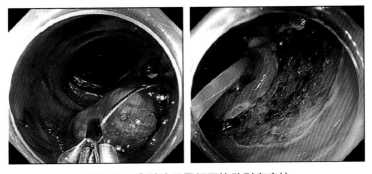

图 3-23　牵引法显露视野协助剥离病灶

术中术后用一次性热活检钳及氩气处理创面，给予和谐夹 1 枚夹闭创面薄弱处，将病灶取出送全层病检（图 3-24）。

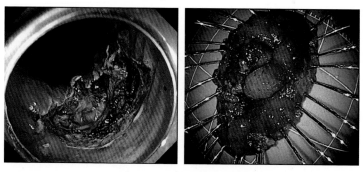

图 3-24　术后创面及标本

（三）病检结果

中分化管状腺癌，浸润至黏膜下层（SM1）。

案例三　金属夹联合牵引环辅助切除扁平隆起一例

（一）患者基本信息

患者，男，58 岁。

（二）手术过程概要

退镜至降结肠距肛门口约 48cm 处可见一大小约 0.8cm×1.2cm 息肉样隆起，表面呈分叶状（图 3-25）。

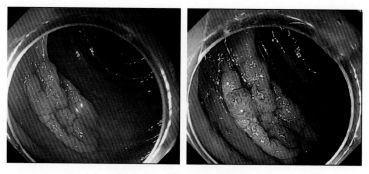

图 3-25　案例三病灶外观

用一次性注射针注射含有亚甲蓝、玻璃酸钠的生理盐水抬高病灶，用一次性高频电极（Flush 刀）沿病灶外缘划开黏膜，用一次性高频电极（Flush 刀）逐步剥离病灶（图 3-26）。

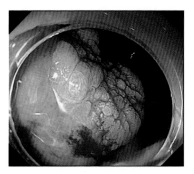

图 3-26　病灶剥离

　　给予牵引环及 2 枚和谐夹牵引病灶，在牵引下完整将病灶完全剥离，术中术后用一次性热活检钳及氩气处理创面。病灶取出送检（图 3-27）。

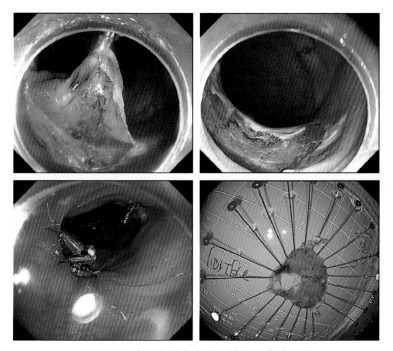

图 3-27　金属夹联合牵引环辅助下病灶切除

（三）病检结果

管状腺瘤伴低级别上皮内瘤变。

案例四　金属夹联合弹力圈辅助剥离直肠隆起一例

（一）患者基本信息

患者，男，48 岁。

（二）手术过程概要

直肠距肛门口约 10cm 可见一处大小约 3.0cm×4.0cm 隆起，用一次性高频电极（Flush 刀）沿病灶外缘标记，用一次性注射针注射含有亚甲蓝＋玻璃酸钠（3 支）的生理盐水抬高病灶。再用一次性高频电极（Flush 刀）沿标记外缘划开并剥离（图 3-28）。

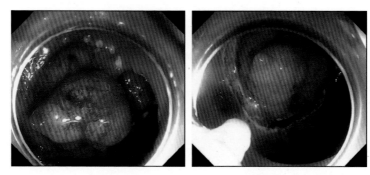

图 3-28   案例四病灶外观及标记

配合使用橡皮圈＋和谐夹 3 枚牵引完整剥离病灶。术中术后用一次性热活检钳及氩气处理创面，病灶取出送检（图 3-29）。

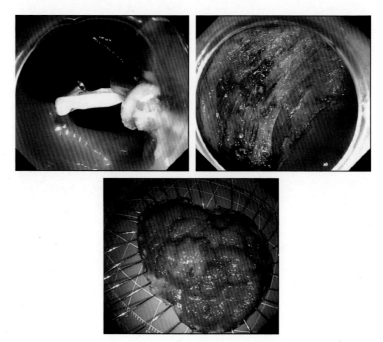

图 3-29   橡皮圈联合金属夹辅助下病灶剥离

（三）病检结果

绒毛状 - 管状腺癌。

案例五　隧道法剥离直肠巨大隆起一例

（一）患者基本信息

患者，男，52 岁。

（二）手术过程概要

直肠可见一大小 6.0cm×4.0cm 的隆起病灶，表面凹凸不平。用一次性注射针注射含亚甲蓝、玻璃酸钠的生理盐水抬高病灶基底部，再用一次性黏膜切开刀（Dual 刀）沿病灶外缘切开黏膜。建立隧道入口（图 3-30）。

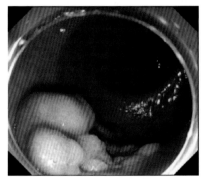
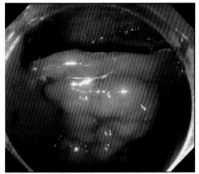

图 3-30　案例五病灶外观及隧道入口建立

内镜钻入黏膜下层剥离建立隧道，由内向外继续完整剥离黏膜。用一次性黏膜切开刀（Dual 刀）将病灶完整高频电切除（图 3-31）。

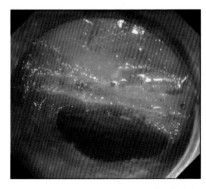
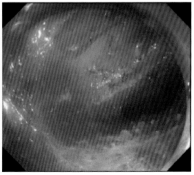

图 3-31　病灶剥离

用一次性高频治疗钳及氩气处理创面，用和谐夹 1 枚夹闭薄弱处预防穿孔，将病灶取出送病检（图 3-32）。

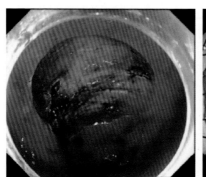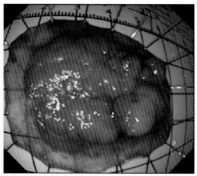

图 3-32　术后创面及标本

（三）病检结果

管状腺瘤伴低级别上皮内瘤变，部分区域呈高级别上皮内瘤变。

案例六　隧道法剥离结肠巨大隆起一例

（一）患者基本信息

患者，男，82 岁。

（二）手术过程概要

横结肠肠腔呈三角形，距肛门约 60cm 可见一大小约 3cm×4cm LST，环肠腔 1/3 生长，边界清晰，表面肿胀充血，局部凹陷表面附着白色分泌物（图 3-33）。

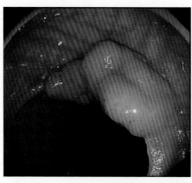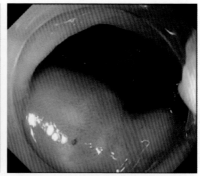

图 3-33　案例六病灶外观及黏膜下注射后病灶抬起

用一次性注射针注射含亚甲蓝和玻璃酸钠的生理盐水抬高病灶基底部，用一次性黏膜切开刀（Dual 刀）沿外缘切开病灶口侧黏膜，从病灶肛侧内镜钻入黏膜下层剥离建立隧道，直至病灶口侧外缘（图 3-34）。

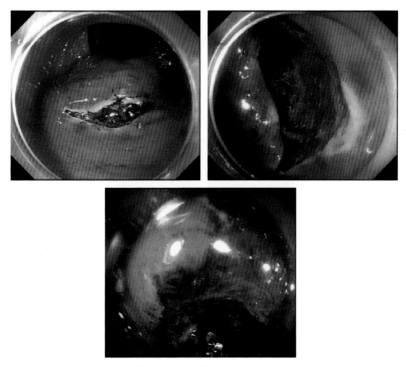

图 3-34　隧道法剥离病灶

　　再继续剥离病灶左右两侧直至完整剥离，术中术后用一次性热活检钳及氩气处理创面，给予和谐夹夹闭创面，喷洒生物止血流体膜 100ml 预防出血，将病灶取出送全层病检（图 3-35）。

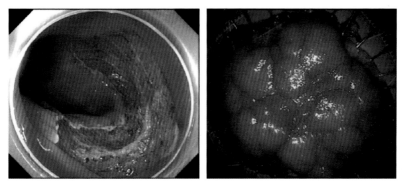

图 3-35　术后创面及标本

（三）病检结果

管状腺瘤伴低级别上皮内瘤变，局灶腺体呈高级别上皮内瘤变。

案例七　口袋法辅助剥离直肠巨大隆起一例

（一）患者基本信息

患者，女，66 岁。

（二）手术过程概要

内镜前端置透明帽进镜至距肛门约 8cm 可见一大小约 6.0cm×7.0cm 隆起病变，用一次性注射针注射含有亚甲蓝、玻璃酸钠的生理盐水抬高病灶（图 3-36）。

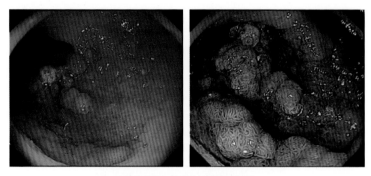

图 3-36　案例七病灶外观

用一次性高频电极（Flush 刀）在病灶口侧弧形切开部分黏膜及黏膜下剥离，病灶口侧建立小切口，采用口袋法内镜钻入黏膜下层充分剥离（图 3-37）。

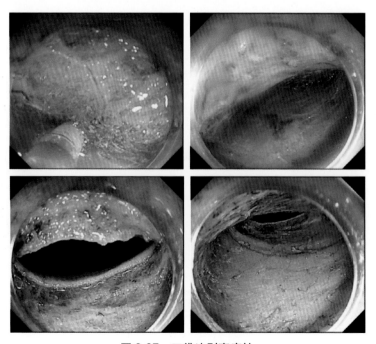

图 3-37　口袋法剥离病灶

再沿病灶两侧切开至完整剥离病灶，术中术后用一次性热活检钳及氩气处理创面，用生物流体膜一袋喷洒创面预防出血，病灶取出送检（图 3-38）。

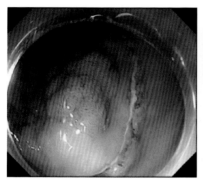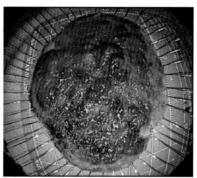

图 3-38　病灶标本

（三）病检结果

管状腺瘤伴低级别上皮内瘤变，局灶区域呈高级别上皮内瘤变。

第 **4** 章

结直肠 ESD 并发症的处理及预防

第一节　并发症概述

　　ESD 是目前临床上常用的治疗早期结直肠癌及癌前病变的内镜技术。与传统的外科手术相比，ESD 能够保留完整的消化道结构，其创伤更小、术后恢复更快；与 EMR 相比，ESD 的整块切除率更高，术后复发率更低，受病变大小及部位的限制也更少。然而，ESD 的剥离范围更大、深度更深，加之结直肠的肠壁菲薄，肠腔相对狭窄，肠道弯曲角度大、成角多，部分肠段相对游离，共同导致结直肠 ESD 比上消化道 ESD 的操作难度更大，更具挑战性。相应的，其发生并发症的风险更高，发病情况也更为严重和复杂。因此，如何处理和预防结直肠 ESD 的相关并发症是内镜临床实践中需要重点关注和解决的问题。

　　目前结直肠 ESD 的并发症主要包括出血、穿孔、术后狭窄、电凝综合征等，其中以出血和穿孔更为常见，其后果也更为严重。据报道，结直肠 ESD 并发症的总体发病率为 4.4%，术后死亡率约为 0.03%。此外，右半结肠 ESD 的并发症风险比左半结肠和直肠更高。现已报道的结直肠 ESD 相关的并发症案例大多数程度较轻，均可在术中或术后进行及时处理。据统计，因严重并发症需要外科手术的比例为 0.8% ～ 1.3%，并且西方国家报告的比例（2.1% ～ 4.7%）显著高于亚洲国家（0.6% ～ 1.0%）。此外，ESD 术后发生肠道狭窄的概率也很低，仅在接受直肠 ESD 治疗的部分患者中见到。

　　结直肠 ESD 的并发症风险与患者的身体状况密切相关。高龄、凝血功能异常、免疫抑制、肝肾功能严重受损，以及其他心肺合并症等因素将显著增加并发症的发生率。老年患者的一般情况较差，大多数合并有基础疾病，在这类人群中，ESD 并发症的发生率相对较高。尤其是针对超过 85 岁的老年患者，应格外谨慎，只有当预期获益可能超过与 ESD 相关的并发症风险时，才应进行结直肠 ESD 治疗，同时必须考虑患者和家属的预期生存质量。因此，在术前内镜医师应慎重评估患者的可能获益和潜在风险，严格把握手术适应证，并采取必要的预防措施，以最大限度地降低并发症风险。

此外，内镜医师的技术水平也是直接影响结直肠 ESD 并发症风险的一个重要因素。经研究证实，结直肠 ESD 的并发症风险与内镜医师的技术水平呈负相关，随着技术经验的积累，并发症的发生率显著降低，在由专家进行的结直肠 ESD 中，并发症的发生率低至 1% ～ 2%。因此，内镜医师在学习 ESD 技术时，应该严格遵循"先易后难"的原则，上手前应现场观摩或反复观看视频案例。一定要在熟练掌握胃 ESD 技术后，逐步过渡到食管，最后才能进行结直肠 ESD 的操作。

以下将着重介绍结直肠 ESD 各常见并发症的基本知识、针对性处理策略及预防措施，以加强广大读者对结直肠 ESD 相关并发症的理解，并为内镜临床实践提供有价值的参考。

第二节 出血

出血是结直肠 ESD 最常见的并发症之一，据报道其总体发生率为 1.4% ～ 2%。根据出血的时间节点，可分为术中出血和迟发性出血两大类：顾名思义，前者是指 ESD 术中发生的出血；后者是指 ESD 术后发生的出血。术中出血一般可在内镜视野下直接观察到，而术后迟发性出血的患者多出现黑粪或晕厥等症状，体格检查常发现血压下降超过 20mmHg 或脉搏增快超过 20 次 / 分，实验室检查显示血红蛋白含量较术前下降超过 20g/L。

一、术中出血

结直肠 ESD 属于内镜治疗中高难度的操作，术中出血几乎是不可避免的，注射、切开及剥离等操作均有可能引发出血。术中出血的发生率在不同文献中的差异较大，这主要与定义的严格程度有关，某些研究将可自发停止的出血也包含在内，导致其报告的术中出血率高达 90%。结直肠 ESD 术中出血的可能性主要取决于病灶的部位及大小，这两者均被认为是术中出血的独立危险因素。剥离创面大、黏膜下血管丰富及组织纤维化均会导致术中出血的风险增高。

一名医师的 ESD 技术精湛程度可以体现在其对于出血的处理水平上。如果医师在术中不能熟练且恰当地进行止血，不仅影响手术视野，而且盲目止血会增加穿孔的风险。除此之外，治疗时间也会大幅度延长，相应的，麻醉风险也会进一步增加。有时出血量极大且止血失败，不得已中止 ESD 转为外科手术或输血治疗。由此可见，熟练掌握止血技巧和预防出血的策略是内镜治疗的安全保障，操作者必须熟知各类器械的特点，并根据实际情况采用恰当的方法进行处理。

1. ESD 术中经常用到的止血器械有止血钳、热活检钳、APC、金属止血夹等，每种器械各有特点，使用时应加以区分。

（1）止血钳的开合角度较小，前端中央的凹槽设计使电流集中后外延，能够进行小范围的凝固止血，适用于出血点较小的情况。临床上常用的止血钳分单极和双极两种，对于结直肠 ESD 而言，单极止血钳容易产生热量过剩，从而导致电凝综合征。因此出于安全考虑，推荐使用双极止血钳。

（2）热活检钳的钳口比止血钳大，适用于出血量多导致视野模糊无法确定出血点的情况。使用热活检钳应该格外注意，尽量避免过度通电，否则会导致穿孔的发生。

（3）APC 能够利用氩离子束将高频电能传递至目标组织，从而起到止血效果，适用于创面少量出血的情况。对于动脉破裂导致的喷射性出血，APC 的止血效果较差。在使用中应避免过度电凝，导致黏膜表面产生碳化和焦痂。

（4）金属止血夹通过夹闭血管及其周围组织，达到止血目的。适用于小动脉喷射性出血、小静脉搏动性出血以及使用止血钳或热活检钳难以止血的情况。在操作中应考虑止血夹的放置角度和位置，以避免影响后续的剥离过程。

（5）此外，还可用透明帽的边缘压迫出血点，以达到暂时止血的效果。

2. 使用双钳道内镜、带有副送水功能的内镜、大角度内镜或超细内镜也有助于进行术中止血的操作。

（1）双钳道内镜能够边剥离边吸引，有利于保持干净的手术视野，缩短手术时间；此外，也能够在剥离的同时进行止血，从而减少器械交替插入的时间和次数。

（2）带副送水功能的内镜能够在发现出血时立即清洗内镜视野，有利于出血点的确认，从而快速夹闭断端血管。另外，在电凝时清洗创面，有助于实时确认止血的效果，提高了手术的安全性。

（3）对于弯曲部位及结肠皱襞内的病灶而言，从近端开始剥离有利于维持清晰的手术视野，这种情况下采用大角度内镜或超细内镜，可以有效降低倒镜操作带来的难度。

3. 目前临床上应对 ESD 术中出血的常用策略

（1）药物止血：使用含 2% 去甲肾上腺素的冰生理盐水冲洗创面，收缩微血管，同时清洁视野明确出血部位，以便进行后续的器械止血操作。

（2）器械止血：利用 APC 直接烧灼破裂出血的微小血管，可即刻止血；对直径 < 2mm 的血管使用高频电刀头端或热活检钳直接电凝止血；对直径 >

2mm 的血管可用平口止血钳进行电凝止血；当动脉断裂，出血量大，且使用止血钳止血无效时，可用金属夹直接夹闭出血部位，封闭创面。

（3）术中补液或输血：术中推荐常规补液以维持基础循环量，当出血量超过 800ml，收缩压低于 80mmHg 时，应及时输血进行扩容，以确保心排血量，改善组织灌注。

（4）外科手术：当内镜下止血困难或无效时，应立即转为外科手术，以紧急止血，挽救生命。

4. 操作者在 ESD 术前及术中必须有意识地预防出血的发生，常用的预防措施如下。

（1）严格把控结直肠 ESD 的适应证和禁忌证，细致评估患者的出血风险。

（2）血栓低危患者术前应停用抗凝药至少 5d，对于凝血功能异常的患者，术前应予以输注血小板或凝血因子。

（3）推荐在黏膜下注射液中加入少量肾上腺素，以收缩微血管。

（4）行黏膜下注射时，注入量要足够，以充分压迫止血。

（5）如遇创面少量渗血，可使用冰的生理盐水或 2% 的去甲肾上腺素溶液反复冲洗，冲洗无效时，可使用 APC 对出血点进行止血。

（6）在切断黏膜下层大血管之前，先用电刀将其凝固。

（7）在完整切除病灶后，可应用 APC 电凝创面内所有可见的小血管，必要时也可使用金属止血夹夹闭创面，以预防迟发性出血。

二、迟发性出血

迟发性出血是结直肠 ESD 的一个潜在严重并发症，一经发现必须及时处理，否则危及生命。据报道，结直肠 ESD 术后迟发性出血的发生率为 0.5% ～ 9.5%。根据术后出血发生的时间，迟发性出血可分为早期出血（术后 48h 内）和晚期出血（超过 48h），其中 50% ～ 70% 的迟发性出血均发生于 ESD 术后 48h 内，可持续至术后 2 周。英国胃肠病学会根据出血所需的干预程度，又将其分为轻微、中度、重度或致命。

迟发性出血的发病机制本质上是伤口愈合不良导致的出血。ESD 操作必然导致黏膜缺损，同时伴有不同程度的黏膜下血管及组织损伤。随着时间的推移，黏膜缺损处发生上皮化改变。然而，伤口焦痂过早脱落可能会导致在上皮化重新完成之前暴露出底层的血管。这可能是自发的，也有可能是肠道蠕动使得大便与创面摩擦造成的。另外，热损伤的坏死区可能扩展到先前未损伤的组织。术中肾上腺素以及电凝产生的热量会导致周围血管和组织的暂时性收缩，一旦这些效果在术后消失，就有可能导致迟发性出血。

结直肠 ESD 术后发生迟发性出血的风险与切除病灶的位置、创面的大小、术者的技术水平、手术时长及患者的年龄有关。创面越大迟发性出血的风险就越高，低位直肠 ESD 的迟发性出血风险显著高于其他部位，基底纤维化明显的病变更容易发生迟发性出血，对创面进行细致的 APC 处理常可降低术后出血率。来自日本的研究报道，切除病灶的尺寸大于 40mm 是迟发性出血的重要危险因素。患者年龄超过 80 岁以及较长的手术时间与 ESD 术后发生迟发性出血的风险呈显著正相关。一项多中心研究结果表明，使用抗血小板药物、肿瘤位于直肠及乙状结肠，会显著增加术后发生迟发性出血的风险。此外，血管内因素也会增加出血风险，出血更可能发生在高流量状态下，例如病灶附近有大血管，患者合并有高血压，或存在凝血功能障碍。

迟发性出血一旦发生，应在补充血容量后，行急诊内镜下止血处理，对于创面基底部的出血，可使用 APC、电刀或金属夹止血，但应格外注意过度电凝导致的穿孔。对于轻微的小血管出血，通常采用电刀刀头接触凝血或用止血钳进行止血。在大静脉或动脉严重出血的情况下，止血钳是必不可少的。为避免热损伤引起的迟发性穿孔，应注意准确抓住出血点，尽量减少电凝的应用。

医师可根据迟发性出血具体的持续时间，选用不同的止血方法。在迟发性出血的早期，创面的基底仍然是柔软的，肉芽组织较少，此时止血钳的电烧灼即可有效控制出血；在迟发性出血的晚期，创面的底部会因肉芽组织和纤维化而变硬，此时注射止血药物是最好的办法。一旦内镜下止血困难，则应立即进行介入动脉栓塞或急诊手术治疗。

应对 ESD 术后的迟发性出血应重在预防，临床实践中的常用方法有：
◆术后对创面裸露的微血管进行细致的 APC 处理，即使在 ESD 结束时没有任何出血的迹象。
◆术后喷洒组织胶保护创面，以促进伤口愈合。
◆病灶切除后进行预防性夹闭。
◆术后 24h 内绝对卧床，注意监测患者的生命体征及大便性状等。
◆严格控制血压，理想情况下收缩压应低于 130mmHg。
◆日本有些专家主张术后常规二次进镜观察，并做 APC 止血等酌情处理。
◆对于血友病等血液病患者，需要使用止血剂进行预防性治疗。

第三节　穿孔

穿孔是结直肠 ESD 最严重的并发症之一，一般是指结直肠浆膜层缺损，使得肠腔和腹腔相通的情况，通常是由电热损伤导致肠壁组织缺血、坏死等引起的。根据穿孔发生的时间，可分为术中穿孔和术后迟发性穿孔。一旦发现，必须及时处理，以防造成感染、休克，甚至死亡等严重后果。在进行黏膜下剥离时很容易发生结直肠穿孔，有些时候也可在黏膜切开时发生。由于结直肠腔内存在大量粪便及细菌，穿孔后极易引发急性腹膜炎，而且症状多半较重。据报道，穿孔发生率在结直肠 ESD 的开展早期高达 30%，近年来随着内镜技术的进步和经验的积累，这一数值逐步下降至 5% 左右。穿孔还会引发一系列其他的并发症，例如，在腹膜反折以下的直肠 ESD 穿孔案例中，由于其解剖部位的特殊性，肠腔气体穿透到腹膜后，会导致纵隔气肿或皮下气肿。

一、术中穿孔

术中见到肠壁外的黄色脂肪组织、腹膜及其他腹腔脏器，或在进镜时有突破感，疑似肌层纤维撕裂，则应充分考虑术中穿孔，必须尽快予以处理。另外，当术中反复出血时，血凝块可能与撕裂处粘连而产生观察盲区，这会导致穿孔的延迟发现。在这种情况下，虽然穿孔是术后发现，但本质上应为术中穿孔。

造成结直肠 ESD 术中穿孔的常见危险因素包括：病灶直径超过 4cm、病灶位于肠道弯曲部、黏膜下纤维化，以及内镜医师操作经验不足。据报道，穿孔好发生于乙状结肠。这是因为该部位的操作难度大，内镜容易结袢，且不易固定，镜身牵拉肠壁，导致肠壁受力增大。当合并有憩室或炎性肠病时，肠壁组织较脆弱，肠腔狭窄变形，极易发生撕裂性穿孔。此外，过度电凝、过量充气或手术时长超过 2h 都会导致穿孔风险升高。

结直肠 ESD 的术中穿孔重在及早发现、及早处理。当穿孔较小且外漏量不大时，可首先考虑使用金属夹进行夹闭，其成功率可达 90% 以上，延迟夹闭会造成禁食时间和住院时间的延长。对于直径较大且层次较深的穿孔，则可采用荷包缝合或用大网膜作填片进行修补，也可以使用 OTSC 系统（over-the-scope clip）对深层次的创面进行更有效的闭合。在进行夹闭操作时，应尽量避免过度充气，注意金属夹放置的位置，以免影响后续操作。建议在穿孔的边缘，先进行一定程度的剥离，留下足够的操作空间后，再进行夹闭缩缝处理。放置时，选用大夹子抓住穿孔两端的组织，以均匀分散穿孔周围的压力，同时避免中央区域的张力过大。此外，应直接夹紧肌层，以防止夹子脱落。

术中穿孔可能引起气腹，严重时还会出现呼吸困难或神经性休克，一旦发生这种情况，可在超声引导下进行腹腔穿刺减压。如果出现纵隔气肿或腹膜后气肿，经皮穿刺排气则难以进行，前者可引起严重的纵隔压迫，必须行紧急手术，后者多无症状，非手术治疗即可。

术中及时发现穿孔并予以早期夹闭，结合术后卧床休息、禁食禁水、胃肠减压及抗感染等非手术治疗，穿孔通常可以治愈。需要明确的是，对于术中穿孔的患者，需要进行术后的动态监测，局部压痛及影像学提示腹腔内存在游离气体，并非手术指征。但是，若症状进行性加重，腹膜刺激征加剧，则必须及时进行外科治疗。

加强对术中穿孔的预防也很重要，常见的预防措施有：

◆术前进行充分的肠道准备，以保证良好的手术视野，并降低穿孔后感染的概率。

◆黏膜下注射的液体量应足够，以确保黏膜下层充分隆起，与固有肌层完全分离。

◆选择恰当型号的电刀和参数。

◆用 CO_2 代替空气注入，以减轻肠道压力。

◆向重力方向牵引切除组织，以确保剥离面清晰可见，尽量避免盲目地强行剥离。

◆行 ESD 之前吸尽肠腔内多余的液体，同时可改变患者体位，促使液体向病变相反的方向流动。

◆肠镜头端附加的透明帽应柔软，并避免其与创面进行直接接触，以防止因透明帽顶住肌层造成肌层分离而穿孔。

二、迟发性穿孔

迟发性穿孔是指结直肠 ESD 术后发生的穿孔，大多数发生在术后 14h 内。据报道，其发生率为 4% ～ 6%，远高于上消化道 ESD 的术后穿孔率。然而，由于早期症状隐匿，约 1/3 的迟发性穿孔在术后 24h 后才真正确诊。迟发性穿孔的常见症状和体征包括：腹痛、腹胀、发热、局限性的腹膜刺激征，实验室检查显示白细胞升高，影像学检查可见血肿或腹腔内游离气体。一旦怀疑发生迟发性穿孔，推荐及时进行腹部 CT 检查。因为在气体量较少的情况下，X 线片可能无法发现游离气体，而 CT 的灵敏度要高于 X 线片，并且能够对穿孔的部位和程度做进一步的评估。

迟发性穿孔的病因尚不明确，临床上多见于以下几种情况：①术中剥离较深，创面过薄；②术中损伤了肌层；③术中发生缺血性的钝性损伤；④过度电凝；⑤夹子脱落；⑥病灶位于吻合口处；⑦透壁气流；⑧合并有糖尿病或肾功能不全。

迟发性穿孔的应对策略包括内科保守治疗和外科手术。对于穿孔较小、术前肠道准备充分、腹膜炎症状轻微、身体状况良好的患者，可尝试予以非手术治疗，但仍需严密监测症状及各项生命体征。小的穿孔会被结肠脂肪垂或相邻系膜覆盖，通过禁食、胃肠减压、补液、抗感染、营养支持等非手术治疗，其治愈率可达 70% 左右。

如果穿孔较大，会使肠内液气体渗漏到腹腔，从而引起急性弥漫性腹膜炎、气腹、纵隔气肿、脓毒症、感染性休克等，严重者可危及生命。内镜下金属夹封闭比较困难，即使强行闭合也容易重新裂开。在这种情况下，多主张行紧急外科手术治疗。术式的选择取决于患者的基本情况、穿孔部位、肠道清洁度、穿孔发生的时间等因素。主要的手术方式包括单纯穿孔修补术、肠段切除吻合术、肠段切除后造瘘等。

预防迟发性穿孔需要格外注意以下几点：

◆ 术中止血时，要避免过度电凝，以防止电热损伤延伸至肌层。

◆ 固有肌层疑似损伤，即使没有穿孔的确凿证据，也建议采用金属夹夹闭创面。

◆ 确保夹子固定牢靠，以免术后过早脱落。

◆ 采用 CO_2 代替空气注气，以减少术后肠道气体残余。

◆ 退镜前应吸尽多余的气体和液体，以减轻肠壁压力。

◆ 术后卧床休息、严格禁食，并辅以胃肠减压及抗感染等治疗。

第四节　术后狭窄

结直肠 ESD 术后偶发管腔狭窄，主要发生于直肠，严重影响患者的生存质量，其通常被定义为术后普通内镜无法顺利通过的状态。ESD 术后狭窄的发生与创面愈合过程中的组织修复有关。一般来讲，在术后第 4 天，创面局部产生炎性细胞浸润；在术后第 7 天，黏膜固有肌层开始萎缩，使管壁收缩从而缩小创面，周边的上皮逐渐移行覆盖创面，最终完成创面愈合。近期日本的一项研究报道，结直肠 ESD 术后狭窄的发生率为 0.49%，其中术后创面环周 > 90% 的病变狭窄发生率高达 11%。另一项研究分析了 69 例直肠肿瘤 ESD 的术后情况，其结果显示狭窄的总体发生率为 19.7%，环周 > 90% 病变的狭窄发生率为 43.8%，全环周切除的狭窄发生率为 71.4%。由此可见，术后创面环周黏膜缺损 > 90% 是结直肠 ESD 术后发生狭窄的重要危险因素。此外，结直肠 ESD 术后狭窄的发生还与病变大小及浸润深度有关，据报道称，浸润深度达黏膜固有层的病灶更容易发生术后狭窄。

临床上目前针对结直肠 ESD 术后狭窄的治疗，均借鉴了食管 ESD 术后狭窄的治疗思路，主流的有球囊扩张、支架植入、激素治疗及自体细胞移植等方法。

球囊扩张是目前治疗结直肠 ESD 术后狭窄的常用方法，单次球囊扩张的治疗效果常不理想，绝大部分的术后狭窄可经多次内镜下球囊扩张治疗后减轻。然而，反复多次扩张患者痛苦大，并伴有出血、穿孔、感染等风险。有研究表明，术后早期使用球囊扩张进行预防性治疗能够降低术后狭窄的发生率、严重程度及减少后续的治疗时间。

目前用于治疗结直肠 ESD 术后狭窄的支架主要有金属支架和生物可降解支架两种。研究表明，金属支架对 ESD 术后狭窄有一定的预防作用，但非覆膜支架常出现肉芽组织长入网孔导致支架取出困难的情况，强行取出可能致使黏膜撕裂、出血及穿孔。然而，全覆膜支架的支架移位发生率高，因此应权衡利弊，审慎使用。生物可降解支架多采用无生物毒性的聚乳酸材料，具有良好的组织相容性和可降解性，放置 3 ~ 6 个月后可自行降解，无须取出，从而减少支架取出时对肠道黏膜的损伤。使用生物材料支架可以有效避免金属支架植入后息肉形成、再狭窄及出血等并发症，但其缺点是支架植入后逐步降解，支撑力也逐步减弱，导致移位发生率较高。

糖皮质激素可增加胶原酶活性，加速胶原分解，减少瘢痕形成，局部注射或口服可用于预防 ESD 术后狭窄，但仍需配合球囊扩张治疗。同时激素有免疫抑制、骨质疏松、诱发消化性溃疡、出血及感染等副作用，应慎重使用，并应严格控制剂量和疗程。最近有文献报道，局部注射曲安奈德能够预防性治疗 ESD 术后狭窄，并有效减少球囊扩张的次数，但局部激素注射可能导致出血、穿孔以及病灶周围脓肿等并发症。相比之下，口服激素疗法显得更加方便和经济，并且没有内镜下注射操作相关并发症的风险，但口服疗法应在狭窄形成之前使用，否则治疗效果不显著。此外，化疗药物氟尿嘧啶和丝裂霉素也具有抗瘢痕形成作用，动物实验提示局部注射也有预防 ESD 术后狭窄的疗效。

为了克服传统方法的各种缺陷，近期有研究团队利用组织工程技术，将体外构建的自体细胞用于填补 ESD 术后的创面缺损，从而减少瘢痕及狭窄的形成，加速创面愈合。迄今为止，已有不少成功的案例报道，例如口腔上皮细胞膜片移植，内镜下自体细胞悬液注射，以及自体胃黏膜移植等技术，均在治疗 ESD 术后狭窄等方面展现了巨大的潜力。

第五节 ESD 术后电凝综合征

ESD 术后电凝综合征（post-ESD electrocoagulation syndrome，PEECS）是指 ESD 操作过程中肠壁因电凝损伤固有肌层和（或）浆膜层造成的透壁性烧伤，从而导致局限性腹膜炎等一系列炎性反应综合征。目前，随着术中电凝设备使用频率的增加，ESD 术后出血和穿孔的发生率逐渐下降，而 PEECS 发生率越来越高，为 4.8% ~ 14.2%，明显高于息肉切除术后电凝综合征的发生率（0.003% ~ 3.7%）。此外，多因素 logistic 回归分析显示，年龄 > 65 岁、病灶直径 > 3.5cm、恶性肿瘤，以及病变部位均为 PEECS 发生的独立危险因素。有研究表明，病变切除范围越大，PEECS 的发生率越高；结肠 ESD 术后 PEECS 的发生率明显高于直肠。此外，相较于其他部位，盲肠壁较薄，在手术过程中充气，对盲肠产生的压力比结肠内其他部位更高，更容易造成损伤，从而增加 PEECS 发生的风险。

PEECS 的主要临床表现为 ESD 术后 2d 内出现发热（> 37.8℃），腹部局部压痛、反跳痛、腹肌紧张及畏寒等症状和体征。实验室检查结果显示白细胞计数增多（≥ 10.8×10^9/L）和 C 反应蛋白水平升高。影像学检查未见腹腔或膈下游离气体，排除穿孔可能，即可诊断为 PEECS。

与出血和穿孔相比，PEECS 的严重程度较轻且预后良好，但仍有发生迟发性穿孔的风险，临床医师应及时进行鉴别。一旦确诊为 PEECS，需采取禁食禁水、卧床休息、补液支持等治疗措施，并经验性使用广谱抗生素预防感染，经内科非手术治疗后，症状多可改善。若症状未改善或进一步恶化，应立即评估迟发性穿孔的可能性。最近有研究报道，ESD 术后放置肛管引流减压可在一定程度上减少术后创面与肠道内容物的接触，减少创面受感染的机会，从而降低 PEECS 的发生率。美国的一项研究显示，预防性使用氨苄西林和（或）舒巴坦可以降低 PEECS 发生的风险（实验组 vs 对照组：2.0% vs 16.0%），有效减少腹痛。此外，使用合适的黏膜下注射剂延长病变部位黏膜的隆起时间，可减少电凝对肠壁的损伤从而降低 PEECS 的发生风险。

第六节　缺血性结肠炎

缺血性结肠炎（ischemic colitis，IC）是 ESD 术后少见的并发症之一，主要由于肠道血液供应不足或回流受阻导致肠壁缺氧损伤所引起，好发于血供较差的左半结肠。目前认为 IC 的病理基础是肠道血流低灌注造成的缺血性损伤或血流恢复时的再灌注损伤，低灌注的持续时间和严重程度决定了结肠损伤是缺血性损伤还是再灌注损伤。某回顾性研究分析了 118 例 IC 患者的临床资料，认为高血压、高血脂、冠心病和糖尿病是 IC 常见的合并症。此外，高龄、慢性肾脏病、心房颤动、吸烟、肠镜检查以及部分药物（如降压药、利尿剂、非甾体抗炎药、避孕药等）均会增加 IC 发生风险。

IC 的临床表现因严重程度和病变范围而异，急性期表现为痉挛性腹痛、腹泻及便血。便血量较小，常与粪便混合，一般无血流动力学的改变。查体无特异性，通常为受累结肠部位的轻微压痛。重症可并发肠坏死、肠梗阻、肠穿孔、腹膜炎、代谢性酸中毒，甚至感染性休克，查体出现明显的压痛和腹膜炎体征。

结肠镜检查是诊断 IC 的常用方法和金标准。根据美国胃肠病学会指南的建议，对疑似 IC 患者应在 ESD 术后 48h 内尽早行结肠镜检查以确诊并评估病情的严重程度。内镜下轻症患者常表现为黏膜充血水肿、糜烂、溃疡、条形红斑，病变呈节段性；重症患者结肠袋消失、黏膜发绀甚至坏疽。IC 在腹部 X 线片上的表现无特异性，当继发肠穿孔时可见膈下游离气体影。腹部 CT 图像可见肠壁增厚、指印征、腹膜粘连，伴或不伴腹腔积液，若缺血性肠壁已再灌注，因黏膜下层水肿表现为低密度征，也可因出血表现为高密度征，若局部缺血是透壁性的，则可形成狭窄。

如出现便血，需行凝血和血红蛋白检查。炎症指标如 C 反应蛋白、中性粒细胞等可能会升高。同时，缺血性结肠炎的炎症反应会增加急性肾衰竭的风险，故需检查肾功能。此外，因组织低灌注和器官功能不全，血清乳酸含量可上升，此时监测乳酸水平有助于判断病情有无进展。

IC 的治疗应考虑急性程度和严重程度，其严重程度取决于肠壁缺血时间的长短、侧支循环、肠腔内寄居的细菌、全身循环状态等因素。在无坏死或穿孔情况下，以对症支持治疗为主，包括肠道休息、补液以及经验性使用广谱抗生素，减少肠道细菌的转移及败血症的发生。若出现弥漫性腹膜炎、腹腔积液、腹腔游离气体、感染性休克，以维持生命支持治疗为主，及时采取剖腹探查、急诊手术等手段。

IC 作为 ESD 术后的少见并发症，若误诊误治将严重危害患者的生命健康。因此，在 ESD 过程中应做到以下几点：①做好围手术期的管理，如肠道准备前后要充分补液，或调整肠道准备药物。②规范操作手法，在手术过程中避免过度牵拉及镜身长时间的压迫，适度抽气，防止肠腔过度扩张。③保证手术质量的同时尽量减少操作时间，减少肠道痉挛发生的可能性。④高龄患者，尤其是合并心脑血管疾病、糖尿病、结缔组织疾病的女性患者，术后止血药的使用与否需综合考虑，警惕 IC 的发生。⑤在 ESD 操作结束后的退镜过程中应及时发现患者肠道黏膜已有的损伤。⑥无二氧化碳气体供时应慎行 ESD。研究显示将空气作为注腔气体时容易导致结肠灌注减少，而二氧化碳具有扩张血管和直接改善结肠灌注的作用，可降低 IC 发生风险。

第七节　皮下气肿

ESD 术中空气或其他气体在外界压力下渗透到皮肤或黏膜下组织间隙，从而引起皮下气肿。结直肠 ESD 术后并发皮下气肿十分罕见，近 5 年国内仅有 2 例病例汇报。大多数患者无明显临床症状，仅在体格检查时发现积气局部的捻发音及握雪感。当积气量较大超过自身组织吸收能力时，可出现一定的临床症状。症状根据积气的部位有所不同，如胸闷憋气、颈部不适、呼吸困难和腹胀等。此外患者若发生直结肠穿孔则常伴有腹膜炎相应症状，严重时可出现感染性休克。

ESD 术后皮下气肿国内外尚无统一的诊断标准，通常可以根据存在的诱发因素或风险因素，如 ESD 手术治疗、患者存在严重营养不良或存在坏死性筋膜炎、年龄较大等来进行判断。同时注意患者有无明显临床症状，如胸闷憋气、胸痛及呼吸困难等，上述症状常提示患者病情较严重，需紧急处理。此外，CT 是辅助诊断 ESD 术后皮下气肿的首选影像学检查，不仅可以明确气腹的范围，还可以明确术区是否出血。在鉴别诊断方面，需与心肌梗死、胸膜炎、坏死性筋膜炎、皮下血肿等相鉴别。

一般 ESD 术后出现皮下气肿多由消化道穿孔引起，故首先要用钛夹夹闭原发穿孔灶。而穿孔引起的腹膜炎，经积极静脉补液、抗感染等非手术治疗即可恢复。若存在急性弥漫性腹膜炎或感染性休克征象，则应急诊行开腹手术治疗。

皮下气肿症状不明显时可不必治疗，一般 1～2 周内气体可自行吸收。若积气量大引起压迫或呼吸循环障碍时可进行穿刺，持续排气减压。伴发张力性气胸可行胸腔闭式引流术。胸腔积液时应抽液，持续吸氧保持氧合，必要时预防性使用抗生素治疗。

第八节　其他并发症

一、腹痛

在结肠镜检查和 ESD 术中，需向肠腔注射大量气体，便于肠壁充分显露，确保病灶能够清晰地显示在视野中。注入气体后可能导致肠道持续性扩张，从而产生较为明显的腹痛和腹胀。此时，需仔细鉴别并排除穿孔导致的腹痛。ESD 术后可按疼痛程度分为轻、中、重 3 个级别。

轻度腹痛：间歇发作，程度较轻，可以忍受，无须用药治疗。

中度腹痛：有时发作，持续性疼痛，程度中等，如果影响休息则需用镇痛药物治疗。

重度腹痛：持续性发作，程度较重，不能忍受，则必须用药物控制。

二、感染

ESD 术中在黏膜下注射时，注射针导管会通过内镜污染的吸入通道和肠腔，因此受污染的注射针可能将细菌直接接种到黏膜下层。此外，黏膜切除后显露的黏膜下层与肠腔内细菌直接接触，从而增加感染的可能性。ESD 术后并发感染是指患者在 ESD 术前无任何感染征象，术后出现腹痛、腹泻、发热、血白细胞增高等表现，且能排除其他系统相关感染，对于该类患者主要予以针对肠道感染的伊帕米星、左氧氟沙星及头孢他啶等抗生素治疗。

三、躁动不安

某些情况下，如手术时间超过 2.5h，腹部胀满和疼痛会导致躁动不安，从而使内镜黏膜下剥离变得困难，据报道二氧化碳可有效防止腹部胀满。此外，日本一项研究表明，在 ESD 术中使用丙泊酚进行清醒镇静能减少躁动的发生，然而，这种药物在 ESD 术中标准化使用仍需进一步的研究。

四、贲门黏膜撕裂综合征

贲门黏膜撕裂综合征（Mallory Weiss syndrome，MWS）是食管与胃交界处黏膜和黏膜下层的一种纵行撕裂病变，是结直肠 ESD 的罕见并发症之一，腹内压或胃内压急剧升高、贲门周围黏膜薄弱、扩展性差是导致其发生的主要原因。迄今为止，国内外仅报道过 1 例结肠 ESD 并发贲门黏膜撕裂综合征。主要的临床表现为恶心、呕吐，可伴有阵发性咳嗽、呕血（常为咖啡色或暗红色）、黑粪，对疑似 MWS 患者应在 24～48h 内行内镜检查明确诊断。约超过 90% 的 MWS 出血量少且多为自限性，给予禁食、胃肠减压、及时补充血容量，根据相应病情需要维持酸碱平衡、应用抑酸药及止血药非手术治疗即可。若发现存在活动性出血，及时行内镜治疗，如钛夹封闭、局部喷洒止血药物、电凝止血、内镜套扎等。

随着 ESD 的广泛开展，其并发症的缺点也被放大。目前，国内外研究主要聚焦于出血和穿孔的发现、处理及预防，尚无相关文献报道结直肠 ESD 术中或术后发生肠腔内气体爆炸、静脉血栓栓塞、空气栓塞、肠管全层性灼伤等罕见并发症。

第九节　护理及麻醉团队的配合

结直肠 ESD 手术的成功离不开护理及麻醉团队的密切配合，术前、术中、术后联合内镜诊疗管理是确保结直肠 ESD 安全实施和预防相关并发症的关键。下面具体讲解护理和麻醉配合的注意事项。

一、护理团队的配合

1. 术前护理应注意以下几点。

（1）对于患者：经三方核对后取平卧位，头偏向左侧。术前应评估患者的一般情况，凝血功能，既往疾病史及用药史，尤其是否服用阿司匹林、NASID 类和抗血小板凝集等药物。向患者详细介绍手术目的及过程，告知其注意事项，签署知情同意书。术前检查患者是否进行肠道准备，提前放置翻身枕、床尾枕。

（2）对于药品：根据需要准备染色剂、解痉药、生理盐水、福尔马林固定液等。

（3）对于器械：根据需要准备一次性吸引管、固定型口垫、注射针、透明帽、圈套器、止血钳、钛夹、网篮、标本板、标本针、标本盒、尼龙绳及释放器等。根据病灶大小或习惯准备选择 ESD 专用高频电刀，常用包括 IT 刀、Hook 刀、Flex 刀、TT 刀、Hybrid 刀等。

（4）对于机器：保证图文工作站正常，检查二氧化碳气泵、专用水封瓶及连接管、水泵及连接管、副送水内镜送气送水正常。

2. 对于术中护理，应熟练掌握辅助器械的使用方法，与手术医师进行规范化的配合，协助医师调整体位，在患者嘴角放置治疗巾，并在齿部放置牙垫进行固定，维持吸氧等操作，观察血氧饱和度以及各项生命体征的变化，同时配合医师进行器械的传递与整理。

3. 术后护理需要：①密切观察患者神志、生命体征变化。②确保患者绝对卧床休息，指导患者翻身活动，但不宜过早下床活动，以防术后出血等并发症。③禁饮食 24～48h，静脉补充营养。④对于胃肠减压患者，应妥善固定引流管，观察引流物的颜色、量、性状，保持引流通畅，并及时倾倒引流液。⑤针对患者术后存在的心理问题采取针对性的心理、社会、文化的护理。

二、麻醉团队的配合

术前麻醉医师应按照麻醉前评估要求对患者的全身状况、合并症、器官功能等进行评估。依据评估结果选择麻醉方式，签署麻醉知情同意书，告知麻醉注意事项，指导术前用药。

麻醉相对禁忌证为：心功能Ⅳ级及以上、重要器官功能障碍如近期心肌梗死或脑梗死、严重的传导阻滞、恶性心律失常、重要器官功能失代偿、哮喘持续状态、严重肺部感染或上呼吸道感染等。

目前结直肠ESD术中常采用气管插管加全身麻醉的方式，以降低误吸的风险。

1.多选用起效快、半衰期短、镇痛镇静效果好、对心肺功能影响小的麻醉药物，常用的药物包括以下几类。

（1）镇静药：可选择咪达唑仑、瑞马唑仑及右美托咪定。其中右美托咪定具有抑制交感神经、镇静、催眠、镇痛和麻醉的作用，不良反应少且轻微，可以减少其他麻醉药物的用量。

（2）麻醉性镇痛药：可选择芬太尼、舒芬太尼、瑞芬太尼、阿芬太尼及纳布啡。纳布啡对κ受体完全激动，镇痛效果强、镇痛起效快、镇痛时间久，对μ受体具有部分拮抗作用，呼吸抑制和依赖性的发生率较低。

（3）全身麻醉药：可选择依托咪酯或丙泊酚。依托咪酯对呼吸无明显抑制作用，对心血管功能影响很小，适用于心血管功能不健全的患者。

（4）肌肉松弛药：一般情况可选择罗库溴铵或维库溴铵。对于肝肾功能异常的患者可选用顺式阿曲库铵。

2.针对合并有胃食管反流病的患者，推荐使用快速顺序诱导加环状软骨压迫法，也可在视频喉镜辅助下行侧卧位气管插管。麻醉诱导可采用静脉注射：咪达唑仑1～2mg，舒芬太尼0.4～0.6μg/kg，丙泊酚1.5～2.5mg/kg，罗库溴铵0.6～1.0mg/kg。麻醉维持可采用吸入复合全身麻醉，也可采用静脉麻醉。术中常规进行血压监测、心电监护、氧合监测及呼气末CO_2分压。

麻醉过程中一旦发生反流，应立即吸引口咽部。使患者处于头低足高位，并改为右侧卧位，必要时行气管内插管。麻醉可致舌后坠引起气道梗阻，应行托下颌手法，并可放置口咽或鼻咽通气管。麻醉药相对过量或推注过快、患者心肺功能较差者易发生呼吸抑制，此时应加强呼吸监测，及时给予辅助或呼吸控制。

3.术后复苏阶段，予以鼻导管吸氧，监测生命体征（神志、心率、血压、呼吸、脉搏、氧饱和度等），保持静脉通路，以备紧急情况。患者通气、氧合和血流动力学指标正常，无呼吸抑制的风险，且意识清楚或恢复到基础状态的水平可离开恢复室。建议采用改良的Aldrete评分作为评估离室的标准。危重患者必要时应送重症监护室。

第 **5** 章

ESD 术后标本的规范化处理方法
和病理解读

第一节　ESD 标本规范化处理方法

一、ESD 术后切除标本的预处理

内镜下切除标本的组织学检查有两个目的：①确认 ESD 术前诊断；②预后判断，包括对侵袭性病变的分期。对于非侵袭性病变，完全切除是可以治愈的。因此，为了判断病变的可治愈性和是否需要额外治疗，准确的组织学诊断至关重要，并且对切除标本必须进行适当处理（证据等级：Ⅵ，推荐等级：C1），这包括在内镜中心的前期标本处理和在病理科的后期处理。

标本送往病理科之前，如果内镜医师不能规范化地进行前期处理，可能造成标本的干燥变形、形态结构丢失，进而影响后续切片、包埋与染色，最终将干扰病理医师的诊断，导致对病变认识不准确、不完整甚至产生错误。

前期处理的核心在于规范地固定标本，参照 2019 年日本胃肠内镜学会 (Japan Gastroenterological Endoscopy Society) 发布的《日本胃肠内镜学会结直肠内镜黏膜下剥离术（ESD）/ 内镜黏膜切除术（EMR）指南》，结合一些已发表的工作和临床实践中的经验，在本节中笔者总结了一般固定操作的相关注意事项。

（一）ESD 标本固定流程

标本固定按照下述步骤进行。

首先，内镜医师用生理盐水冲洗标本后，拍摄新鲜标本图片 1 张，将新鲜标本立即用大头钉固定在坚硬的表面上（如软木板、聚苯乙烯泡沫塑料、蜡块），并且使黏膜侧朝上，保证标本外周的黏膜均匀平整，防止标本卷曲和收缩，固定的 ESD 标本示例见图 5-1。然后，对标本进行测量并立即将标本倒置浸泡在

盛有 10% 中性缓冲福尔马林溶液的标本瓶中，防止组织干燥和保存标本的组织结构和形态。在临床实践中，也可将切除后的新鲜标本立即送往病理实验室，由专业技术人员进行相同的操作。

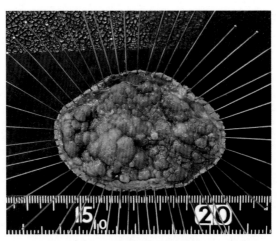

图 5-1　固定的 ESD 标本

除上述一般流程外，还存在一些旨在减少干扰而采取的措施。例如，为了避免大头钉对标本边缘的正确评估造成影响，将切除后的标本轻轻地放在一块平板上，后将该平板放入一个特殊的用于放置黏膜切除术后标本的生物盒，用薄海绵覆盖标本，并浸入 10% 中性缓冲福尔马林进行固定。该生物盒的盖子会对标本施加一定的压力，保持其平整固定而不会变形。

（二）ESD 标本预处理要点

为了保证活检标本前期处理的规范化，在上述基本操作过程中，临床内镜医师应注意以下内容。

1.大头针固定是一种标准的技术步骤，从约 20 年前在日本被发明后，现已被世界各地采用，该操作有利于后续正确的定位、切片以及进行侧缘和深缘的最佳评估，因此保证该固定操作的规范化是很有必要的。

固定采用的大头针应该无锈，避免腐蚀破坏标本造成二次损伤，且避免了铁锈掉落在标本表面干扰病理医师对病变浅表特征的判断。标本固定时应避免过度拉伸，应保持一定松弛度，使标本伸展程度尽量接近于生理状态，而过度拉伸会导致边缘部位的撕裂，可能导致判断失误。此外，应保持边缘平整、避免卷曲，充分暴露病变，否则将干扰病变边界、深部浸润情况的评估，尤其是当浸润性癌位于标本切缘，这种影响更明显，产生的不良影响也更大，强调了在标本处于新鲜状态时尽快用大头钉固定好标本的重要性。但是在下述情况下可以在局部不采用大头钉固定，即病变距切缘 3mm 以内时，局部无须固定，防止破坏病变的边界。对于怀疑为肿瘤的标本，则要求内镜医师正确固定标本，尽量减少标本与临床病灶图像之间的差异，且分段切除的标本必须最大程度地重建，这两种做法都是为了更好地判断肿瘤边缘。

2. 由于标本切除后迅速发生自溶，必须尽快用固定剂浸泡。标本切除后应在 30min 内将其放入固定液，大多数胃肠道黏膜活检标本的固定剂是 10% 中性缓冲福尔马林，在临床实践中也有根据需要自主选用 10% ～ 20% 浓度范围内的中性缓冲福尔马林，固定液的量一般为标本体积的 5 ～ 10 倍。一般情况下，室温下的浸泡时间应为 24 ～ 48h，也可根据标本实际情况选择 12 ～ 72h 的固定时间，但一般不短于 12h，适宜的固定液浓度和固定时间是保证标本固定效果的重要条件之一，时间过短或过长对标本的后续免疫组织化学染色和分子检测产生影响，一般情况下固定后的标本不再呈鲜红色。福尔马林不仅对组织的形态结构进行良好的固定，并允许后续通过常规组织学方法进行染色（如苏木精 - 伊红染色或免疫组化），此外，许多分子检验也可以在福尔马林固定的组织上进行。福尔马林固定后如有实际需要可进行额外染色操作，即喷洒靛胭脂红（胃、肠标本）或进行碘染色（食管标本），以突出病变的轮廓，该操作不是常规步骤。

3. 为了准确、详细地进行组织学诊断，后续处理会适当地切割标本。因此，为了后期处理的顺利进行，内镜医师应向病理医师提供文件（解释性文本或插图），以便能够准确传达术前诊断（包括活检结果）、病变部位和形态、肿瘤大小及临床评估的基本信息，这有利于确定最能表征病变恶性程度的标本部位。此外，内镜下黏膜剥离的标本有方位区分，在充分固定好标本后，应在标本周围标注近端和远端（即口侧和肛侧）、前壁和后壁等方位信息。

4. 应保证标本来源的可溯性、信息的完整性，内镜医师应在标本瓶上清楚地标注患者姓名、取样时间、取样部位、标本类型，同时在病理申请单上准确填写相关信息，保证临床送检过程规范化。

在临床工作中，过去往往认为准确的病理诊断很大程度上取决于病理医师的规范化检验操作，随着临床实践经验的积累，临床工作者越来越意识到标本到达病理科之前的前期恰当的处理是标本后期处理与检验的基础。因此，内镜医师应提高标本处理的规范化意识，为病理科提供有诊断价值的标本。

二、ESD 标本病理制片的规范化取材、处理和制片

进行预处理的标本送达病理科后，将由病理医师进行下一步的处理。ESD 标本的病理组织学规范化处理能够更好地呈现消化道的组织学改变。为了精确

评估 ESD 的治疗疗效，需要医院病理科对标本进行全面而详细的病理学检查。

（一）预处理

1. 冲水　流水冲洗以便减轻标本在取材时发散的福尔马林液味道（对于食管组织，需要冲水 30min 以上便于后期碘染，结直肠标本不需要冲洗这么久）。

2. 描述标本状态　观察描述标本表面形态，病变大小及切缘情况等，测量并记录标本和病变大小。

3. 染色　依照实际情况对标本口侧、肛侧、中间的破裂口等特殊部位加以染色标记。

（二）标本拍照

甲醛固定后的 ESD 标本需在组织取材、改刀前后分别拍照，改刀前的拍照是为了记录病变与周围正常黏膜之间的位置关系。改刀后的拍照是为了保持组织块与整体标本的相应顺序，从而便于在标本上记录病变黏膜的空间位置和病变严重程度。

（三）全面取材

通过对 ESD 标本完全取材，才能对整个黏膜的病变范围及程度作出全面的病理诊断。首先选择改刀的方向，在病变距水平切缘最近的地方确定切线，然后垂直于该切线方向进行切割取材，之后按照每条组织宽 2 ～ 3mm 的距离平行移动下刀切割组织，将所有组织取材检查。其中，对于较大的组织块，可根据实际情况分割处理，原则上应尽量避免从病变组织中央切断，保持病变区域的完整性，并标记序号、拍照，保持各黏膜组织块空间位置不变。

其中，当标本为带蒂或者是亚蒂息肉，同样采取全面取材的原则，将所有组织全部取材并记录空间位置顺序，以便对息肉标本的切缘状态进行观察，以及对全部标本整体状态全面评估。临床医师对蒂部手术切缘的状态往往最为关心，所以对于息肉切除标本，首先需要找到息肉蒂部以确定息肉的方向，然后进行染色标记切缘，测量并记录标本高度与直径等参数。最后切开标本显露息肉的蒂部到头部，按照每条组织宽 2 ～ 3mm 的距离平行切割标本，中央切片是判断息肉切除手术切缘的重要组织块，贯穿息肉蒂部切缘到息肉头部的最大区域，需要进行单独标记并放置于独立包埋盒内。对无柄息肉（或者蒂部较短因收缩而不易辨认的有蒂息肉），首先确认标本的电灼切缘，然后垂直于电灼切缘对标本进行改刀。中央组织块切片同带蒂息肉一样单独标记包埋（图 5-2 ～图 5-4）。

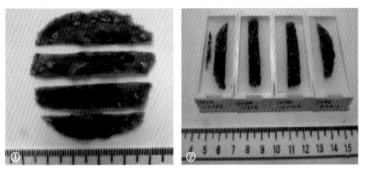

图 5-2　ESD 标本的切开、包理

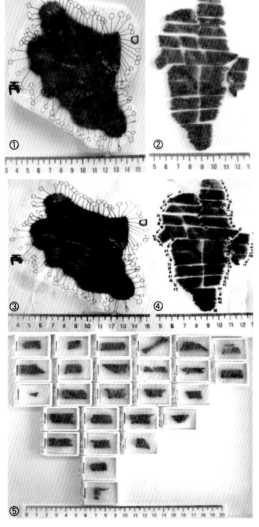

图 5-3　大块 ESD 标本的包埋、标记

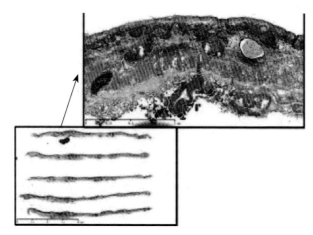

图 5-4　ESD 标本的包埋

(四) 放盒包埋

通过采取"绵加膜"的形式，可以避免黏膜组织块在脱水的过程中发生翻转、卷曲、皱缩等现象，具体操作为首先在包埋盒底部铺上一层海绵，然后将取材的黏膜组织块放置于海绵上，再在组织块上铺上另一层薄海绵，最后盖上盒盖。将所有黏膜组织块进行组织脱水、浸蜡处理之后，保持组织块平展且在原本的位置，技师分离各块黏膜组织，进行包埋处理，从第一块组织起按顺序将各组织块排列、垂直翻转 180° 将全部黏膜面朝下，记录放置的空间顺序，保证黏膜组织块在同一方向包埋放置于包埋盒内。

(五) 标本制片

将黏膜组织块放置于包埋盒内，经过切片、捞片、染色等一系列操作处理之后，最终获取 ESD 病理切片。

第二节　结肠 ESD 标本病理解读

一、结直肠肿瘤性疾病

(一) 结直肠腺瘤

结直肠腺瘤是结直肠癌的主要癌前病变，有 60% ~ 80% 的结直肠癌起源于结直肠腺瘤。WHO 消化系统肿瘤组织学分类中将腺瘤的定义为无明确原因的，组织学上有上皮内瘤变存在的病灶。

1. 大体特点　结肠和直肠腺瘤约 40% 分布于右半结肠，40% 分布于左半结肠，20% 分布于直肠；尸检发现 30% ~ 35% 的个体有腺瘤存在。大体上多数腺瘤直径小于 1 cm，体积越大恶变率越高，其可呈隆起型、平坦型或凹陷型。

2. 镜下特点　腺瘤的组织学特征是出现上皮内瘤变及腺上皮异型增生。与正常黏膜相比，腺瘤在组织学上表现出细胞数目增多、体积增大，黏蛋白生成减少，细胞核染色质增粗，核层次增加并且失去极性，细胞核可呈梭形、增大或卵圆形，核分裂象增加等特征。

3. 不典型增生分级标准　依据肿瘤细胞的异型性、腺体细胞的层数、细胞核是否上移、黏液分泌减少的程度、腺体大小和形状的均一性，将不典型增生分为轻、中、重度三级，见表 5-1。其中值得注意的是，通常轻度和中度异型增生为低级别上皮内瘤变；重度异型增生为高级别上皮内瘤变。

表 5-1　不典型增生的分级标准

分级	组织学特征
轻度异型增生	腺上皮黏液分泌轻度减少；核呈笔杆状，排列于上皮基底侧，高度不超过胞质的 1/2
中度异型增生	腺上皮黏液分泌明显减少，细胞异型性加重，胞核上移，呈复层化并占据胞质的 2/3；腺管延长、扭曲，大小不一
重度异型增生	杯状细胞几乎消失，上皮细胞极性紊乱，胞核呈复层并上移至胞质顶端；腺管多见背靠背现象，偶见筛状结构

4. 组织学特征　依据组织形态，腺瘤可分为三大类：管状、绒毛状、管状绒毛状。

（1）管状腺瘤：管状腺瘤是最常见的腺瘤，研究显示其占腺瘤的 68% ～ 87.1%。其上皮呈高柱状，排列成腺管状结构，腺管间为固有膜间质。腺管一般较规则，有时出现分支。上皮细胞核增大、深染、核形拉长呈笔杆状，排列紧密。胞核随着异型性的增加向上偏移，可形成假复层结构。不典型增生的腺体至少占肠腔黏膜面的 80%，其癌变率为 10% ～ 15%（图 5-5）。

（2）绒毛状腺瘤：绒毛状腺瘤的发生率与腺瘤的大小有关，当直径大于 1cm 时有 76% 的概率为绒毛状腺瘤。其常无蒂，表面呈绒毛状。绒毛呈分支状向黏膜表面垂直生长，绒毛中央为纤维血管间质，腺体的长度超过正常肠黏膜厚度的 2 倍。绒毛状腺瘤的癌变率较高，最高可达 40%（图 5-6）。

（3）管状绒毛状腺瘤：瘤组织呈混合性绒毛状和管状结构，其中绒毛样组织占 20% ～ 80%（图 5-7），故又称为混合性腺瘤。癌变率为 30% ～ 40%。

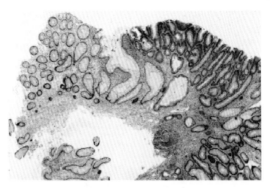

图 5-5　管状腺瘤：高柱状腺皮，腺管状排列

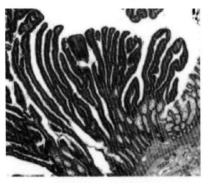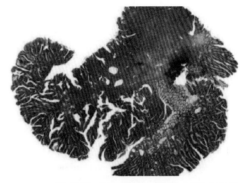

图 5-6　绒毛状腺瘤：腺瘤组织呈纤细的乳头状结构，表面被覆柱状上皮，乳头中心索为少许纤维结缔组织

图 5-7　管状绒毛状腺瘤：管状、绒毛状腺瘤的结构混合存在，绒毛短而宽

5. 传统锯齿状腺瘤（traditional serrated adenoma，TSA）　传统锯齿状腺瘤主要见于左侧结肠和直肠，通常为扁平的外生性息肉状。组织学表现为特征性的裂缝状锯齿式突起绒毛状生长模式、假复层上皮高柱状细胞。细胞胞质嗜酸性强，胞核分层，细胞核深色，呈铅笔状排列在基底膜之外，核分裂少见，可伴不典型增生。异位隐窝的形成是传统锯齿状腺瘤的另一关键特征，这是一种生长在固有层内的小隐窝，垂直于绒毛长轴，没有锚定在黏膜肌层的上皮芽。可表现为锯齿状发育不良或常规腺瘤性发育不良，TSA 含有少量杯状细胞，少数富含黏蛋白变异体含有 50% 的杯状细胞而形成较少的异位隐窝（图 5-8）。

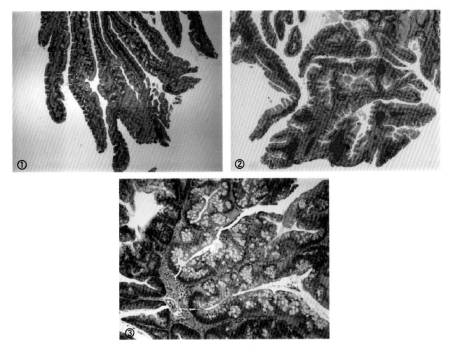

图 5-8　①传统锯齿状腺瘤，绒毛状结构和裂缝状锯齿；②胞质嗜酸性强；③异位隐窝

6.腺瘤的恶变　腺瘤癌变的潜能与肿瘤大小、组织学类型及异型性程度密切相关。肿瘤越大、绒毛结构越多、腺上皮异型性越明显，其恶变潜能越大。其多表现为在腺上皮重度异型增生的基础上，细胞核显著增大、变圆，核仁明显，核分裂象多见，并可出现病理性核分裂象；腺管大小不一、排列紧密，甚至形成背靠背或筛状结构。根据不同的腺瘤恶变情况应对患者提供个体化的随访时间。

（二）结直肠癌

结直肠癌为消化系常见恶性肿瘤，其发病率和死亡率在仅次于胃癌及食管癌。大多数结直肠癌好发于乙状结肠和直肠，其组织学类型有管状腺癌、黏液腺癌、乳头状腺癌、印戒细胞癌、未分化癌、小细胞癌、鳞癌、腺鳞癌和类癌等，前三类占 93% 以上。WHO（2019）结肠和直肠肿瘤组织学分类见表 5-2。肿瘤细胞可通过直接浸润、种植播散、经淋巴道和血道向周围组织浸润、播散或发生远处转移，这主要取决于肿瘤细胞的生物学特征、分化程度和分期。临床上患者常有贫血、消瘦、大便次数增多、黏液血便、腹痛、腹部包块或肠梗阻等表现。

表 5-2　WHO（2019）结肠和直肠肿瘤组织学分类

ICD-O	分类	ICD-O	分类
良性上皮性肿瘤和癌前病变		**恶性上皮性肿瘤**	
8213/0*	锯齿状不典型增生，低级别	8140/3	腺癌
8213/2*	锯齿状不典型增生，高级别	8213/3	锯齿状腺癌
	增生性息肉，微泡型	8262/3*	腺瘤样腺癌
	增生性息肉，杯状细胞型	8265/3	微乳头状腺癌
8210/0*	腺瘤性息肉，低级别不典型增生	8480/3	黏液腺癌
8210/2*	腺瘤性息肉，高级别不典型增生	8490/3	低黏附性癌
8211/0*	管状腺瘤，低级别	8490/3	印戒细胞癌
8211/2*	管状腺瘤，高级别	8510/3	髓样腺癌
8261/0*	绒毛状腺瘤，低级别	8560/3	腺鳞癌
8261/0*	绒毛状腺瘤，高级别	8020/3	未分化癌
8263/0*	绒毛管状腺瘤，低级别	8033/3*	癌伴有肉瘤样成分
8263/2*	绒毛管状腺瘤，高级别	8240/3	神经内分泌肿瘤
	进展期腺瘤	8240/3	神经内分泌肿瘤 1 级
8148/0	腺体上皮内肿瘤，低级别	8249/3	神经内分泌肿瘤 2 级
8148/2	腺体上皮内肿瘤，低级别	8249/3	神经内分泌肿瘤 3 级
		8152/3	L- 细胞肿瘤
		8152/3	产胰高血糖素样肽肿瘤
		8152/3	产 PP/PYY 肿瘤
		8241/3	肠嗜铬细胞类癌
		8241/3	产 5- 羟色胺肿瘤
		8246/3	神经内分泌癌
		8013/3	大细胞神经内分泌癌
		8041/3	小细胞神经内分泌癌
		8154/3	神经内分泌 - 非神经内分泌混合型肿瘤（MiNEN）

* 代表临时 ICD-O 编码，由 IARC/WHO 委员会编码批准

1. **大体特点**　肉眼观，结直肠肿瘤大体形态可分为以下四型，其中左半结肠癌浸润型多见，易引起肠腔狭窄，早期出现梗阻症状；右半结肠癌隆起息肉型多见。

（1）隆起型：肿瘤呈息肉状或盘状向肠腔突出，可伴表浅溃疡，多为分化越高的腺癌。

（2）溃疡型：肿瘤表面形成较深溃疡或呈火山口状，本型较多见。

（3）浸润型：癌组织向肠壁深层弥漫浸润，常累及肠管全周，导致局部肠壁增厚变硬，若同时伴有肿瘤间质结缔组织明显增多，则使局部肠管周径明显缩小。形成环状狭窄。

（4）胶样型：肿瘤表面及切面均呈半透明、胶冻状。此型肿瘤预后较差。

2. 镜下特点及组织学分类　WHO 肿瘤分类将肿瘤组织侵犯黏膜肌层到达黏膜下层时称为癌，只要不超过黏膜肌层就不能称为癌而称为上皮内瘤变。原先的上皮重度非典型增生和原位癌就归入高级别上皮内瘤变。组织学类型有管状腺癌、黏液腺癌、印戒细胞癌、锯齿状腺癌、髓样癌、筛状粉刺型腺癌、微乳头状腺癌、未分化癌、腺鳞癌、鳞状细胞癌等多种类型，临床上以管状腺癌多见（图 5-9）。其中乳头状腺癌和管状腺癌均为分化型癌，预后较好；而黏液腺癌、印戒细胞癌和未分化癌为低分化或分化不良型癌，临床预后差。

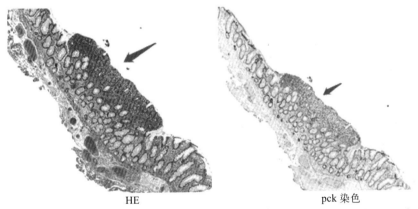

HE　　　　　　　　　　pck 染色

图 5-9　ESD 术后标本 - 乙状结肠绒毛状 - 管状腺癌，局部癌变，侵及黏膜下层，部分呈印戒细胞癌

（1）管状腺癌：是最常见的组织学类型，多数分化较好。癌组织内出现腺样结构，腺样结构的大小和形态存在差异，腺腔内可见细胞碎屑。

（2）黏液腺癌：肿瘤≥ 50% 的成分由黏液组成，此型占 10% ～ 15%。细胞外黏液池中漂浮着具有腺样结构、条索状排列的癌细胞巢或单个散在的癌细胞。

（3）乳头状腺癌：癌组织呈粗细不等的分支乳头状结构，中心为纤维血管间质，表面癌细胞呈柱状，细胞具有异型性。

（4）印戒细胞癌：癌组织由弥漫成片的印戒细胞构成，50% 以上的癌细胞存在细胞内黏液。典型的印戒具有大的黏液泡，充满细胞质并使细胞核移位。

（5）腺鳞癌：较少见，肿瘤兼有鳞状细胞癌与腺癌的特点。

（6）未分化癌：癌组织中几乎无腺管形成，癌细胞弥漫成片或呈团巢状、条索状排列。癌细胞胞质少、核大、核仁明显。此型组织学缺乏分化的特点，免疫组化可显示其上皮性肿瘤的特征。

二、结肠良性肿瘤性疾病

除结直肠癌和腺瘤外，结肠肿瘤也包括结肠良性肿瘤、其他恶性肿瘤（如淋巴瘤）、遗传性肿瘤（如林奇综合征）等。依据 Morson 大肠良性肿瘤分类，可分为上皮性肿瘤、错构瘤综合征、炎症性、未分类和其他良性肿瘤（表 5-3）。

表 5-3　Morson 大肠良性肿瘤分类

	单发	多发
上皮性肿瘤	腺瘤（管状、绒毛管状、绒毛状）	多发息肉，结肠腺瘤
错构瘤综合征	幼年性息肉	幼年性息肉病，Peutz- Jeghers 综合征
炎症性	良性淋巴样息肉	见于痢疾、溃疡性结肠炎、克罗恩病、憩室炎
未分类	化生（增生）性息肉	常为多发
其他	平滑肌瘤	偶可多发
	脂肪瘤	偶可多发
	纤维瘤	偶可多发
	神经纤维瘤	偶可多发
	脉管瘤	偶可多发

（一）结直肠神经内分泌肿瘤

神经内分泌肿瘤的定义为：有神经内分泌分化的结肠上皮源性肿瘤，包括分化较差的神经内分泌癌、分化较好的神经内分泌瘤和混合性神经内分泌 - 非神经内分泌肿瘤。神经内分泌肿瘤的形态学变异相对小，该肿瘤的一般病理形态学表现是其肿瘤细胞常呈器官样、梁状、岛状、栅栏状、带状或菊形团样排列。瘤细胞的形态较一致、异型性小、血窦丰富、间质少。该类肿瘤的诊断性免疫表型标记有嗜铬粒蛋白 A（CgA）和突触素（Syn）。但是，有部分神经内分泌肿瘤常不表达 CgA，而某些非神经内分泌肿瘤可能会表达 Syn。其他可选用的标记还有神经特异性烯醇化酶（NSE）和神经黏附因子 CD56 等。2022 版 WHO 胃肠道神经内分泌肿瘤分类及诊断标准见表 5-4。

表 5-4　2022 版 WHO 胃肠道神经内分泌肿瘤分类及诊断标准

2022WHO 基于遗传学和表观遗传特征的胰腺神经内分泌肿瘤（PanNET）新分类

	无功能 PanNET1	无功能 PanNET2	无功能 PanNET3	胰岛素瘤 1	胰岛素瘤 2	胰岛素瘤 3*
表观遗传相似性	类似 A 细胞	类似 A 细胞 > B 细胞	类似 B 细胞 / 其他	类似 B 细胞	类似 B 细胞	类似 A 细胞 > B 细胞
表观遗传特征	高分化	去分化	未知	高分化	高分化	去分化?
MEN1	++	+++	+−	−	−	u
ATRX/DAXX	+	+++	−	−	−	++
YY1	−	−	−	+++	−	u
mTOR	+	+++	+	−	−	u
拷贝数	中性	扩增 / 缺失	中性	中性	复发性扩增#	u
主要等级	G1	G2	G1	G1	G1	G2
平均尺寸	3cm	4cm	3cm	< 2cm	< 2cm	> 3cm
预后	良好	差	良好	良好	良好	差

注：G. WHO 分级；u. 待定或未知；*. 可能与非功能 panNET2 一样伴有获得性胰岛素分泌症状；#. 尤其是 7 号染色体扩增

1. 神经内分泌瘤（neuroendocrine tumor，NET）　见图 5-10。

（1）基本情况：结肠神经内分泌瘤患者可出现腹痛、出血、排便习惯改变、体重减轻等症状，预后主要取决于肿瘤的分期和分级，形态学分化良好。

（2）大体特点：大多数结直肠神经内分泌肿瘤表现为黄色或苍白、息肉样或扁平的病变或黏膜下隆起。

（3）镜下特点：神经内分泌瘤通常表现为实性岛状结构，也可表现为腺管状和梁状结构，肿瘤细胞轻 - 中度异型性，胞质丰富，细胞核形态一致，染色质粗、致密，一般无坏死或仅有点状坏死。

（4）免疫组化：多表达 Syn、CgA、CDX2、PAX8。

2. 神经内分泌癌（neuroendocrine carcinoma，NEC）　见图 5-11。

（1）基本情况：神经内分泌癌属于低分化的神经内分泌恶性肿瘤，包括大细胞神经内分泌癌和小细胞神经内分泌癌，相对罕见且具有侵袭性，常有远处转移。其发病的年龄比常规的结直肠腺癌更早。

（2）大体特点：大多呈溃疡状，少数呈隆起型或浸润型。

（3）镜下特点：神经内分泌癌（NEC）通常具器官样结构，可表现为大的梁状、菊形团和栅栏状结构，以及中央坏死的实体巢，有时伴有单细胞坏死和

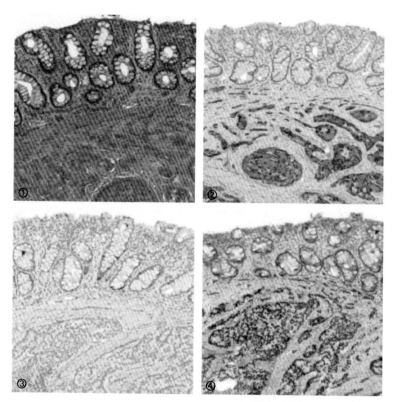

图 5-10　直肠神经内分泌瘤：①直肠 NET 主要表现为黏膜下神经内分泌细胞增生，排列成索状、小梁和巢状；②肿瘤细胞中可见 Syn 强阳性；③可见肿瘤区 CgA 阴性；④细胞何种 ISL1 弥漫性强阳性

宽的纤维性间质。NEC 细胞表现出严重的异型性，有丝分裂活跃（常伴有非典型的有丝分裂）。小细胞神经内分泌癌通常为实体性，细胞体积小或中等，胞质少，染色质细腻，核仁不清楚；大细胞神经内分泌癌细胞通常为器官样，细胞大或中等大小，常大小不一，胞质丰富，核仁突出。

（4）免疫组化：特异性地表达神经内分泌标记 Syn、CgA、NSE、CDX2 和 EGFR。

3. 混合性神经内分泌 - 非神经内分泌肿瘤（mixed neuroendocrine non-neuroendocrine neoplasm，MiNEN） 见图 5-12。

（1）基本情况：由神经内分泌细胞和非神经内分泌细胞组成，每种成分至

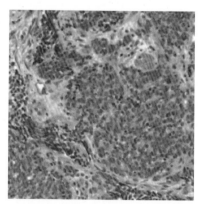

图 5-11　直肠小细胞癌：肿瘤细胞核染色质细腻，核仁不清楚，易见有丝分裂象，凋亡细胞多

少占肿瘤的 30%，绝大多数病例由神经内分泌癌与腺癌构成，罕见低级别神经内分泌瘤与腺癌组成在结肠中，直肠乙状结肠、乙状结肠比升、横结肠、盲肠或回盲瓣更常见。临床上常表现为占位性病变、消化道出血、肠梗阻、肠套叠或副肿瘤综合征，罕见的类癌综合征。

（2）大体特点：息肉样或溃疡性肿瘤，肿瘤的切面通常显示白棕褐色、边界不明确的病变，边缘浸润，可见局灶性坏死和出血病灶。

（3）镜下特点：形态上和免疫表型上由神经内分泌成分和非神经内分泌成分组成，每种成分均≥ 30%，通常发生在长期特发性炎症背景上。

（4）免疫组化：E-cadherin、 CEA、CDX2 等。

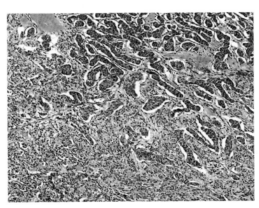

图 5-12　腺泡混合性神经内分泌癌，可见神经内分泌成分和腺体成分，均大于 30%

（二）间叶源性肿瘤

1. 间质瘤　见图 5-13。

（1）基本情况：胃肠道间质瘤（gastrointestinal stromal tumors，GIST）是起源于胃肠道壁的间叶性肿瘤，是具有多向分化潜能的原始间质干细胞及潜在恶性生物学行为的肿瘤，可以发生在消化道的任何部位。

（2）大体特点：肿瘤位于黏膜下层，呈息肉样突起，内镜活检病理不易取到肿瘤而易误诊为黏膜慢性炎症。

（3）镜下特点：多为梭形细胞肿瘤，组织学形态多样，胶原丰富、细胞稀少，常见核旁空泡。有时细胞核灶性栅栏状排列，类似神经鞘瘤。其恶性程度的组织学评估基于核分裂的数量及病变的大小，见图 5-13。

（4）免疫组化：间质瘤的确诊最终主要依据术后病理及免疫组化结果。大部分 GIST 呈 CD117 阳性，可表现为膜阳性、弥漫性胞质阳性或核旁浓积。约 95%GIST 表达 CD117，70% 表达 CD34，30% ～ 40% 呈灶状或弥漫性 α-SMA

阳性。一般借助 CD117 和 CD34 即可明确诊断。

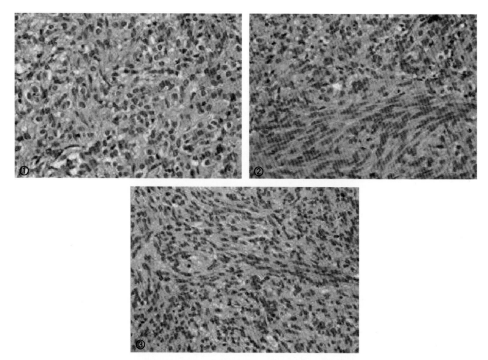

图 5-13   混合型间质细胞瘤：①上皮样区域；②上皮样到纺锤样移行区；③纺锤样区域

2. 平滑肌瘤   结肠和直肠平滑肌肿瘤较少见，直肠较结肠好发。好发于 40～60 岁，发生于结肠的平滑肌肿瘤多为良性，而发生于直肠的多为恶性。肿瘤细胞似平滑肌细胞，常排列成束，呈编织状，异型性不明显，核分裂少见。

3. 脂肪瘤   是常见的结直肠内非上皮性良性肿瘤，结肠近端多见，尤以盲肠为甚。多为单发性，由形态一致、分化成熟的脂肪细胞形成大小不等的小叶，呈黄色丘状隆起或息肉状向肠腔突起。表面黏膜完整、光滑、半透明，少数黏膜表面糜烂或充血。

（三）结直肠恶性淋巴瘤

结直肠淋巴瘤起源于淋巴网状组织，包括原发于结直肠的结外型淋巴瘤和继发性淋巴瘤，前者多位于回盲部，后者以直肠、乙状结肠为主。本病发病率低，男性多于女性。临床主要表现为腹痛、腹泻、粪便性状改变、血便、黏液便等。主要为非霍奇金淋巴瘤，其中以 B 细胞淋巴瘤为多见，常见类型包括弥漫大 B 细胞淋巴瘤、黏膜相关淋巴组织淋巴瘤（MALT 淋巴瘤）和套细胞淋巴瘤等。

（四）家族性腺瘤性息肉病

家族性腺瘤性息肉病（familial adenomatous polyposis，FAP）是一种常染色体线性遗传性的家族性腺瘤性息肉病综合征，表现为肠道息肉及多种肠外病变。其包含多种亚型，如 FAP、Gardner 综合征和 Turcot 综合征。该疾病由 *APC* 基因缺陷引起，导致结肠出现大量的腺瘤性息肉，在没有手术干预的情况下，患者基本会发展成结直肠癌。除肠息肉外，患者还可能在胃底、小肠中形成息肉，伴有骨骼、皮肤、牙齿和眼部等多部位的病变。内镜下表现为多个（> 100 个）小的腺瘤性扁平或凹陷性息肉，其中左侧结肠更为常见。镜下表现为结肠多个管状腺瘤，伴局灶重度不典型增生。

（五）林奇综合征

林奇综合征（Lynch syndrome）是最常见的遗传性结直肠癌综合征（占所有结直肠癌的 2% ~ 5%），由于错配修复（MMR）基因突变导致 DNA 序列错配修复缺陷，最常见于长而重复的 DNA 序列，伴随微卫星不稳定性，是一种常染色体线显性遗传。除结直肠癌外，患者还有显著增加的罹患子宫内膜癌、卵巢癌和小肠、胃、上尿路和脑肿瘤的风险。林奇综合征的最终诊断是通过基因检测对 MMR 的胚系细胞系列进行检查，该系列包括 *MLH1* 基因、*MSH2* 基因、*MSH6* 基因、*PMS2* 基因、*EPCAM* 基因等。当出现更明显的肿瘤浸润性淋巴细胞和肿瘤周围淋巴细胞、克罗恩样淋巴反应、黏液特征、髓质特征、肿瘤异质性等情况时，可能提示林奇综合征。

三、结直肠非肿瘤疾病

除肿瘤性疾病外，结肠还存在很多非肿瘤性疾病，例如憩室、炎性肠病、息肉等，以下仅介绍几种结肠 ESD 标本下常见的非肿瘤性疾病病理情况。

（一）增生性息肉

增生性息肉（hyperplastic polyp）是结直肠中最常见的息肉类型，多见于乙状结肠和直肠，一般认为与结肠癌无明显风险相关性。内镜下观察多为轻微隆起的苍白色病变，直径多 < 5mm。典型的增生性息肉组织学上有团状增生变长的结肠隐窝组成，表现为隐窝间隔均匀，表面呈现出锯齿状管腔。基底呈锥形，无扩张，可能存在隐窝分支，基底膜可明显增厚。增殖区仅限于隐窝的基底部，染色深，似不成熟，类似腺瘤性上皮。细胞核呈典型的增大、空泡状，核仁明显，少见不典型核分裂象（图 5-14）。

（二）无蒂锯齿状病变

无蒂锯齿状病变（sessile serrated lesion，SSL），以往被称为无蒂锯齿状腺瘤、无蒂锯齿状息肉或无蒂锯齿状腺瘤 / 息肉，世界卫生组织消化系统肿瘤分

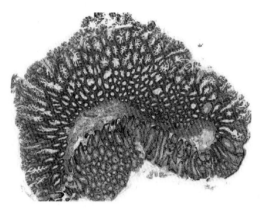

图 5-14　增生性息肉，表面锯齿状，底部锥形隐窝

类第 5 版（2019 年）的推荐术语为无蒂锯齿状病变。SSL 多发生在右半结肠，直径多＞ 1cm 而无蒂，内镜下界限不清，有时酷似增厚的皱襞，可见略微凸起和表面苍白，通常被称为"黏液帽"的薄层所覆盖。组织学表现为上皮锯齿状，有丰富的黏蛋白，与增生性息肉相似，但其锯齿状上皮延伸至隐窝基底部，呈不对称增生，有终末分化的细胞。隐窝扭曲且下 1/3 扩张，有时可见特殊的隐窝分支。另一特征为隐窝底部可沿黏膜肌层水平增宽，形成靴形外观（L 形）或锚形外观（倒 T 形），可发生穿过黏膜肌层的隐窝突出。世界卫生组织消化系统肿瘤分类第 5 版建议只需要一个明确的结构扭曲的锯齿状隐窝（如上所述）即可诊断 SSL。隐窝基部常可见锯齿增加和成熟，细胞异型不明显，核小，圆形或卵圆形，位于细胞基底部，可有多少不等的杯状细胞和微泡状黏液滴（胞质顶端呈微泡状），见图 5-15 和表 5-5。

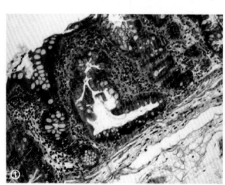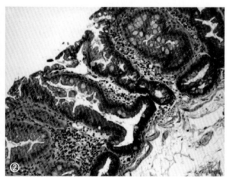

图 5-15　无蒂锯齿状病变：隐窝基底扭曲扩张，L 形外观（①），倒 T 形外观（②）

表 5-5　增生性息肉与锯齿状腺瘤区别

特点	增生性息肉	锯齿状腺瘤
直径	通常 < 0.5cm	通常 > 0.5cm
分裂象	少许，位于隐窝底	丰富，见于整个隐窝
核非典型性	轻度，位于基底	轻 - 重度，见于整个隐窝
表面成熟现象	成熟过度	不成熟
隐窝扩张	表面	基底
嗜酸性胞质	无	有
表面核复层化	无	有
水平状隐窝	无	有
胶原板	厚于正常	薄于正常

（三）炎性息肉

炎性息肉（inflammatory polyp）通常与炎性肠病、吻合口、缺血性结肠炎或感染相关，可发生在结肠的任何部位，可单发或多发，有蒂或无蒂，直径不一但通常不超过 1.5cm。组织学上，可能全部或部分由肉芽组织和固有层混合炎性浸润物组成，可有不同程度的表面侵蚀。隐窝相对正常，也可扭曲、扩张和增生。炎性息肉可有梭形或上皮样、巨大、多核等异性间质细胞，注意与恶性肿瘤相鉴别。炎性息肉常包括 3 个亚型：炎性帽状息肉、炎性纤维性息肉、炎性腺肌性息肉。炎性帽状息肉组织学显示结肠增生隐窝延长、扩张，固有层有丰富的炎症细胞，表面溃疡，肉芽组织被纤维脓性渗出物覆盖，形成典型的"帽"。炎性纤维息肉多见于胃，结直肠较少见。炎性腺肌性息肉内镜下典型表现为左结肠的孤立性，有蒂、光滑、红斑性息肉，直径多不超过 2.5cm，切面可见充满黏液的囊腔。组织学特征为腺体增生，黏蛋白状隐窝伴囊性扩张，固有层可见急慢性炎性肉芽组织伴扩张充盈的毛细血管和含铁血黄素沉积及平滑肌增生。

第三节　ESD 病理标本图像构建和病理学报告内容

一、ESD 标本留图规范

（一）标本大体留图

对于 ESD 术后标本要求至少留存两张大体照片，即标本取材前整体照及取材后切割照。其中取材前整体照是便于记录病变黏膜与周围正常黏膜的位置关系，可充分显示黏膜表面的病变；取材后切割照是为了准确显示组织取材方法及各个组织条与整体的对应空间顺序，以便于后期对照病理结果在 ESD 标本上标识病变黏膜的位置、诊断和严重程度。

　　常规在清理掉 ESD 术后标本黏膜表面的黏液、污渍后进行固定，可考虑使用黑色或深蓝色等深色固定板，以减少混杂颜色的反射，便于照片的信息读取。在取材前后分别对病变进行拍照留图，建议从肛侧缘和口侧缘分别留图。若黏膜面病灶不易观察，尤其是食管标本，可借助染料（如卢戈液等）确定病变位置和范围后再拍照记录；若病变区域仍不明确，也可使用体视显微镜等更加精细的工具进行观察留图。

（二）病变复原图

　　即根据大体图和病理切片信息进行病变位置复原和准确定位。按组织条顺序对病理切片进行高清数字扫描，再由病理医师将对病变大小、性质、切缘、切缘，侵犯程度、脉管浸润及周围黏膜特点等做出标记，结合前期拍摄的标本大体图及内镜下的病灶图，即可对比获得病变复原图，两者相互印证，可更加利于病灶的精准诊断和病变资料的留存，见图 5-16。

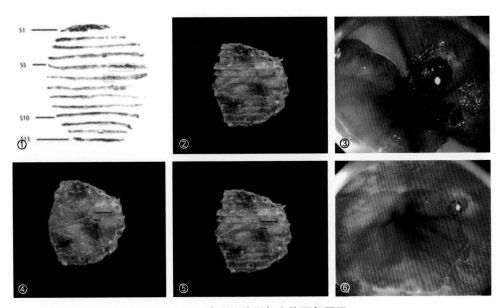

图 5-16　病理切片图与大体图复原图

二、ESD 病理报告内容规范

ESD 病理报告书推荐格式见图 5-17。

内镜下结肠黏膜切除标本病理诊断报告书推荐格式

| 姓名： | 性别： | 年龄： | 送检日期： | 病理号： |
| 住院号： | 科室： | 床号： | 送检医师： | 标本类型： |

肉眼所见：

　　送检黏膜组织 1 块，大小____cm×____cm×____cm，黏膜面见一息肉状隆起，大小____cm×____cm，宽基，无蒂。

病理诊断：

　　（内镜下黏膜切除）有 / 无腺瘤，组织学类型，低级别还是高级别上皮内瘤变。如为癌，明确组织学类型，分级，肿瘤浸润深度（T），脉管及神经束浸润情况，肿瘤距周边切缘及基底切缘的距离。

　　免疫组织化学：错配修复蛋白包括 MLH1、MSH2、MSH6 及 PMS2 的表达情况。

　　报告医师签名：　　　　　　　审核医师签名：　　　　　　　　　　报告日期：

图 5-17　ESD 病理报告书推荐格式

1. 患者的基本信息。

2. 标本送检信息，包括标本的大小、位置、数量、各方位距切缘（包括基底切缘）的距离。

3. 标本切割取材的方位、间距及标记。

4. 标本信息解读，包括肉眼分型；组织学分型、分级及分期。

◆ 肉眼分型：标本的肉眼分型主要根据临床上内镜医师提供的标本在内镜下的表现进行判断，并和大体摄片进行复核。美国结直肠癌多学会工作组（USMSTF）建议采用巴黎分型描述早期结直肠癌及癌前病变，即 0- Ⅰ型：隆起型（Ⅰp：带蒂型；Ⅰs：扁平型）。0- Ⅱ型：Ⅱa 型：浅表隆起型（> 0.5cm）；Ⅱb 型：浅表平坦型；Ⅱc 型：浅表凹陷型（< 0.5cm）。0- Ⅲ型：溃疡型。若同时具有两种或以上时则报告混合型。

◆ 组织学分型及分级：标本的组织学分型及分级建议按照 WHO 结直肠癌分型标准。若标本组织学提示上皮内瘤变或异型增生，还需按照 4 级分类法或 2 级分类法进行组织学分级，4 级分级法中，1 ～ 4 级分别对应高分化、中分化、低分化（包括黏液腺癌、印戒细胞癌等）、未分化腺癌。2 级分级法即高级别腺癌（低分化腺癌和未分化癌）和低级别腺癌（高分化腺癌和中分化腺癌）。若有多种组织学类型同时存在，应记录每种类型，并在报告描述中按照其所占面积大小依次排列，两者之前用>或者>>表示。

5. 生物学行为描述，主要包括肿瘤侵犯深度；淋巴管和脉管有无侵犯。

◆ 肿瘤侵犯深度：垂直切缘阴性是判断肿瘤侵犯深度的前提。根据日本结直肠癌协会（Japanese Society for Cancer of the Colon and Rectum，JSCCR）最新的指南标准，黏膜下层浸润深度的判断可指导患者 ESD 术后的治疗策略，其侵犯深度临界值为 1000μm，< 1000μm 为 SM1，≥ 1000μm 为 SM2。报告中应记录浸润最深层，其测量方法依靠肿瘤组织内黏膜肌层的破坏程度。对于结

直肠癌 T1 癌（除了黏膜肌错综分布的带蒂病变），如果肿瘤组织内可以识别或判断出黏膜肌层的位置，则黏膜下浸润深度从黏膜肌层的下缘开始测量（可通过免疫组化 Desmin 协助显示）到肿瘤浸润前峰的距离。若肿瘤组织无法识别和判断出黏膜肌层的位置，或因溃疡或溃疡瘢痕而使黏膜肌层不易辨认，则以肿瘤最表面开始测量到肿瘤浸润前峰的距离。对于黏膜肌错综分布的带蒂病变，建议采用参考线（基准线）方式进行测量。参考线定义为带蒂病变的颈部（肿瘤头部和蒂部的边界）。黏膜下浸润深度为浸润最深处到参考线的距离。

◆ 淋巴管和脉管有无侵犯：有无淋巴管、脉管的侵犯是评估患者是否需要接受外科治疗的前提条件，尤其对于侵犯程度较深的肿瘤。借助免疫组织化学（CD31 或 CD34 显示小血管内皮细胞，D2-40 显示淋巴管内皮）和组织化学染色（EVG 及 EVG-HE 显示较大的中等静脉）可辅助显示脉管侵犯。报告中可用 Ly0 表示无淋巴浸润，v0 表示无静脉浸润，Ly1 表示有淋巴浸润，v1 表示有静脉浸润。

6. 切缘状态，判断切缘的标志即看到标本的电灼性改变。报告中应分别描述水平面及垂直面的切缘状态。切缘阴性即指在各个面的电灼缘均未见到肿瘤细胞，阳性即观察到肿瘤细胞。切缘阴性 [水平切缘阴性和垂直切缘阴性：LM（−）和 VM（−）] 中若存在癌灶距切缘较近的情况，需记录其最近的距离；切缘阳性 [水平切缘阳性和垂直切缘阳性：LM（+）和 VM（+）] 下应记录阳性切缘的块数。其中若为垂直切缘阳性，还应记录肿瘤细胞所在的部位，即固有层或黏膜下层。电灼缘的变化会影响对组织结构、细胞及其核的形态的观察，必要时可做免疫组织化学染色帮助判断切缘是否有癌灶残留。

7. 继发或伴发病变，即判断标本组织中有无溃疡瘢痕等黏膜其他病变，或周围黏膜的非肿瘤性病变，包括炎性反应、萎缩、化生等，需详细记录病变存在的位置及严重程度，该判断会影响 ESD 手术的选择及预后评估。

8. 免疫组织化学，在有条件的情况下建议对所有结直肠癌患者加测错配修复蛋白（MLH1、MSH2、MSH6、PMS2）表达情况或微卫星不稳定（MSI）位点（BAT25、BAT26、D5S346、D2S123 和 D17S250）检测。对于 I 期和 II 期的结直肠癌，尤其无淋巴结转移的病例，建议增加报告肿瘤出芽分级，以为指导预后提供依据。

第 6 章

结直肠 ESD 术后随访

ESD 治疗早期结直肠病变是一种经济、安全、可靠的治疗方法，对 ESD 术后的患者进行规律、高质量的随访仍然是结直肠癌筛查和预防的重要环节。结直肠 ESD 术后随访的目的在于早期发现局部残留、复发、转移和异时性病变。有研究报道结直肠癌术后定期规范的随访可降低结直肠癌的发病率和死亡率。而不规律的随访或失访，可能导致患者病情加重，错过早期干预的时机，导致不可挽回的结局。目前对于结直肠 ESD 术后的随访策略，各国根据本国的人口学特征制定了适合国人的指南及共识。

第一节　各国结直肠 ESD 术后随访指南

一、日本结直肠 ESD 术后随访指南

日本关于结直肠 ESD 术后的随访策略，尚无明确的循证共识。日本胃肠病学会等指出在临床实践中应根据以下几方面考虑 ESD 术后随访间隔和方式，包括：①病变的切除方式：是整块切除还是分片切除。②切除标本病理的可治愈性评估。③多发性病变和结直肠癌的危险因素及基础疾病等。因此，患者的随访计划应结合患者的自身情况个性化制订，从本质上讲，随访策略需根据患者的背景，包括危险因素、年龄和合并症等信息以制订最合适的随访策略，达到最好的随访效果。

日本胃肠内镜学会等协会 2020 年在《日本胃肠内镜学会结直肠内镜黏膜下剥离 / 内镜黏膜切除术指南》中指出，结直肠 ESD 适应证主要包括：

1. EMR 技术难以整块切除的病变，包括非颗粒型侧向发育型肿瘤（LST-NG），特别是假凹陷型病变；腺管开口分型呈 V1 模式的病变；浅 T1（SM）浸润癌；大的凹陷型肿瘤；大的隆起型且疑似癌的病变。

2. 伴有黏膜下纤维化的黏膜肿瘤。

3. 慢性炎症（如溃疡性结肠炎）伴发的单发性肿瘤。

4. 内镜切除后局部残留或复发的早期癌。然而，考虑到技术上的困难及潜在的并发症（穿孔、出血等），只有在充分考虑实施该手术的内镜医师的技能水平后方可实施。

指南指出，在腺瘤或 pTis（M）癌中，当采用分片切除或者切除后肿瘤边缘不明确且不能准确评估可治愈性时，应在内镜治疗后约 6 个月行结肠镜检查。研究表明，与完全整块切除相比，分片切除其组织学治愈性评估更具挑战性且局部残留及复发率更高。此外，即使对直径＞ 20mm 的肿瘤进行 ESD 术，分片切除也是局部复发的独立危险因素。据报道，在分片切除术后 6 个月、12 个月和 24 个月，其复发率分别为 18.4%、23.1% 和 30.7%。所以指南建议当水平肿瘤边缘难以评估或行分片切除时，建议在 6 ～ 12 个月内进行结肠镜检查。研究显示，在内镜治疗术后，pT1（SM）癌的复发或转移主要发生在 3 ～ 5 年内，在没有追加手术的复发性癌症患者中，约 41.7% 的患者因复发性癌症而死亡。据报道，行外科手术切除与行内镜下切除后接受外科手术的 pT1（SM）癌患者在转移和复发率方面没有差异。因此，内镜下切除术不会使需要追加手术切除的患者的临床结局恶化。事实上，即使在行外科手术切除及淋巴结清扫的情况下，pT1（SM）癌也可发生复发或转移。此外，研究发现结直肠内镜治疗术后直肠的复发率（4.2% ～ 4.5%）高于结肠（1.5% ～ 1.9%）。因此在行复查性结肠镜时，应对直肠更加仔细观察。

日本结直肠癌协会建议当行内镜整块切除且手术切缘为阴性时，建议 1 年后通过内镜检查进行监测，以发现任何异时结肠肿瘤。对于行分片切除术且水平切缘阳性的 pTis 癌，应在 6 个月时通过结肠镜检查是否存在局部复发。对于 pT1 癌的随访观察，不仅需要检查有无局部复发，还需要检查有无淋巴结复发和远处转移复发，此外，需结合使用结肠镜检查、癌胚抗原（CEA）、癌抗原（CA）19-9、腹部超声以及胸、腹部和盆腔 CT 等进行定期随访，以及时发现淋巴结转移和远处转移。虽然 pT1 癌内镜治疗后复发通常在 3 年内，但在此之后也可能复发，因此仍需谨慎。

目前日本尚未建立监测异时结直肠肿瘤的最佳检查间隔。然而，日本胃肠镜学会建议结肠镜随访应在内镜治疗后 3 年内进行。有研究表明，有 30% ～ 60% 的病例报告了异时性病变，因此结肠镜 ESD 术后有必要定期监测异时性病变和残留病变。一项回顾性多中心队列研究显示，3 年内共有 193 例（51%）患者出现新的病变，尤其是在术后的前 12 个月内，在 379 例病变（腺瘤直径＞

10mm，黏膜内癌，浸润性癌症）中检测到 7 例 pT1（SM）癌。在病变直径为 > 10mm，且有结直肠癌病史的多发性（> 3 个）结直肠腺瘤病例中异时晚期瘤变的风险很高。一项研究对息肉切除术后患者的汇总分析显示，绒毛状腺瘤患者的晚期肿瘤调整比值比为 1.28，高级别上皮内瘤变患者的调整比值比为 1.05。因此，制订随访计划必须结合患者的背景，包括危险因素、年龄和合并症等信息。据报道，在 T1 期癌内镜治疗后 25.6 ～ 102.8 个月，0 ～ 26.5% 的早期结直肠癌存在多发性异时性癌。因此，这类患者应考虑长期随访。此外日本结直肠癌协会指南表示，无论分期如何，结直肠癌既往史都是异时结直肠癌的危险因素，推荐的结肠镜检查间隔为 1 ～ 5 年。然而针对多发性肿瘤的监测，没有研究表明针对其他器官多原发癌的术后监测是有效的，因此，建议不需要对其他器官原发癌进行随访，但对于遗传性结直肠癌，需要在适当的咨询下进行多原发癌的监测。

日本胃肠镜学会在 2021 年发布的《结肠镜检查和监测指南》中提出了针对腺瘤和无蒂锯齿状病变（SSL）的内镜下治疗术后的随访策略。指南指出若腺瘤数目最多两个（晚期腺瘤除外）时，建议在 3 ～ 5 年后通过全结肠镜检查（TCS）进行监测；若腺瘤数目为 3 ～ 9 个（晚期腺瘤除外）时，建议在 3 年后通过 TCS 进行监测；若发现晚期肿瘤或大于 10 个非晚期腺瘤时，建议在 1 ～ 3 年后通过 TCS 进行监测；结直肠癌手术后的患者建议在手术后 1 年行肠镜检查，若手术前无法检查整个结肠，则建议在手术后 6 个月内进行 TCS；若患者为 SSL，建议在 SSL 切除术后 3 ～ 5 年进行结肠镜检查。

Norio Fukami 也指出，对于已经完全切除的腺瘤性息肉，建议在治疗 3 ～ 5 年后进行第一次结肠镜检查，时间间隔根据新发病变或晚期复发的风险进行调整；对于已经完全切除的高危病变（高级别上皮内瘤变、绒毛状腺瘤和管状绒毛状腺瘤），建议间隔 1 ～ 2 年进行结肠镜检查；对于低危病变（低级别上皮内瘤变）建议间隔 3 年行结肠镜检查；对于治愈性整块切除的 ESD 病例，考虑到局部复发率，建议 1 年后行随访内镜检查。由于较大的息肉比较小的息肉更容易被不完全切除，因此，若对肿瘤组织切除的完整性有任何疑问，应适当地考虑缩短随访结肠镜检查的间隔时间。在临床实践中，若怀疑不完全切除，可在 ESD 术后 6 个月后行随访结肠镜检查。

由于 ESD 伴有延迟穿孔和出血的风险，穿孔率高达 18%，因此需要仔细监测术后的发展过程，然而，目前尚没有建立公认的手术后出院的随访指南。一个日本研究小组提出当在 ESD 期间或内镜下切除后的第 1 天没有发生异常时，3d 的住院时间可能就足够预防术后并发症。

二、美国结直肠 ESD 术后随访指南

在美国，ESD 在临床上主要被用于切除肠道内的早期癌症和大病变，以及 EMR 无法整块切除的大病变或癌症风险增加的病变。为指导 ESD 术后随访策略的制订，胃肠道病理学专家应评估切除标本的边缘受累程度、分化程度、有无淋巴血管浸润、黏膜下浸润深度等。关于美国早期肠道肿瘤的 ESD 后长期结局的相关研究尚未成熟，因此目前美国关于结直肠 ESD 术后随访间隔的制定主要是根据亚洲和其他国家关于息肉切除术、EMR 和局部手术切除后的研究数据及指南建议总结出来的。

对于炎性肠病（inflammatory bowel disease，IBD）患者，若经内镜成功切除所有异型增生，且病变周围平坦黏膜未见异型增生改变，则这些患者应定期进行内镜随访。其中低级别上皮内瘤变的患者下一次结肠镜检查可在 1 年后进行；而高级别上皮内瘤变的患者由于同时发生结直肠癌的风险接近 15%，因此对于直径大于 10mm、非息肉样形态或含有高级别上皮内瘤变的高风险病灶，应缩短随访间隔，建议在 3 ～ 6 个月后进行复查以确认切除部位是否有复发。一项对 9 个中心行 ESD 切除的伴有异型增生的 IBD 患者的回顾性试验结果显示，43 名（96%）患者实现了整块切除，34 名（76%）患者实现了 R0 切除，中位随访 18 个月显示，1 例（2.6%）患者出现局部复发，在 11 例患者（31%）中发现了异时病变。Meta 分析发现在中位随访 33 个月内，行内镜切除术的伴有异型增生的 IBD 患者有 4.9% 发生局部复发，7.4% 发生异时病变，其中，在随访期间，在 0.2% 的患者中检测到异时结直肠癌。因此，虽然 ESD 术后发生结直肠癌的风险较低，但细致的内镜随访对于监测局部或异时复发至关重要。

直径大于 20mm 结肠病变若使用 EMR 切除复发率高，而可达到整块、R0 切除的 ESD 复发率低。此外，通常认为在结肠黏膜肌层或黏膜下层没有淋巴管，局限于结肠黏膜层的肿瘤发生淋巴结转移的风险极低。有研究对芝加哥大学 ESD 医学中心的结肠病变进行了回顾性分析，发现结肠病变 ESD 整块切除率为 73.1%，79.4% 的瘤性病变实现了 R0 切除。59.0% 的患者进行了随访内镜检查，平均间隔 6.8 个月，其中仅 2 例（4.3%）发生复发。然而右半结肠平坦病变的识别较为困难，且 SSL 发生进展速度更快。若为 IBD 患者，其异型增生病灶的边界可能更难识别，使患者患异时性结肠癌的风险增加。基于上述考虑，美国胃肠病学会（American Gastroenterology Association，AGA）在治愈性结肠 ESD 术后根据患者自身情况分别制定 3 种随访策略。对于低级别上皮内瘤变或不伴有异型增生的 SSL 患者，AGA 建议在 ESD 术后 1 年进行第一次结肠镜复查，若未发现异常，则在第一次复查的 3 年后进行第二次随访复查；对于传统

的锯齿状腺瘤、伴有异型增生的 SSL、高级别上皮内瘤变、Tis 癌或慢性 IBD
引起的异型增生，AGA 建议在 ESD 术后 6 ～ 12 个月进行第一次随访结肠镜检
查，并在第一次复查的 1 年后进行第二次随访结肠镜检查；对于局限于黏膜下
层（Sm1）上的 T1 结肠癌，需要更加频繁的随访，建议在 ESD 术后 3 ～ 6 个
月进行第一次随访结肠镜检查，并在第一次复查的 6 个月后进行第二次随访结
肠镜检查。

约 29% 的结直肠癌发生于直肠，目前发表的关于 I 期（T1 和 T2）直肠癌
局部、整体、R0 切除后的监测的指导意见主要来源于外科经验。直肠癌的复发
通常是由于局部切除不充分或淋巴结转移所致，T1 直肠癌淋巴结转移的风险高
达 10% ～ 16%。因此对于无高危因素的 T1、Nx 直肠癌患者，NCCN 指南建议
每 3 ～ 6 个月行一次结肠镜检查，同时可使用盆腔磁共振或 EUS，持续 2 年；
2 年后可每 6 个月复查一次，共随访 5 年。

2016 年美国多社会工作组指南建议，在直肠癌 ESD 术后的前 2 ～ 3 年，
应每 3 ～ 6 个月行一次结肠镜或 EUS 检查。对于局部切除的 I 期直肠癌患者，
建议每 6 个月做一次结肠镜检查，持续 2 ～ 5 年（美国临床肿瘤学会）或 3 ～ 5
年（美国结肠和直肠外科学会），同时建议每年做一次胸部、腹部和骨盆 CT 检查，
持续 3 年（美国临床肿瘤学会）或 5 年（美国结肠和直肠外科学会）。NCCN 不
推荐在直肠癌 ESD 治愈后对患者进行常规 CEA 等肿瘤标志物的监测。需要注
意的是，这些建议是基于所有 T1 型直肠癌患者术后所制定的，没有区分浅表浸
润黏膜下层（如 < 1000μm）的癌症和浸润更深的黏膜下层的癌症。此外，若伴
有异型增生的 SSL 和传统锯齿状腺瘤同时在直肠发现，与传统腺瘤相比，应在
ESD 术后适当地缩短其随访间隔。

一项对全球 13 个中心接受 ESD 的 T1 结直肠癌患者进行回顾性分析发现在
接受了 ESD 治疗的 604 例结直肠黏膜下浸润癌的患者中，207 例（34.3%）为
非治愈性切除，65.2% 的患者未实现完全切除（R1）。在所有患者中，仅 39.1%
的患者进行了内镜随访，在随访期间，随访组患者主要因非结直肠癌原因而死
亡，由此证明 ESD 术后随访可能是高危直肠癌患者的必要选择。

三、欧洲结直肠 ESD 术后随访指南

结直肠 ESD 在亚洲国家较常见，适应证较为明确并取得了良好的效果，经
验丰富者整块切除率和 R0 切除率可高于 90%。近年来，欧洲国家虽然引进了
ESD 技术，但尚缺乏 ESD 专家，这也是 ESD 的不被广泛应用的原因之一。西
方国家普遍认为切除率 > 80% 是可接受的；若要在 ESD 方面追求卓越，目标
结果标准不应低于日本建立的标准，即整体和 R0 切除率 > 90%。然而，在欧

洲国家，ESD 整块切除率仅为 61%，穿孔率高达 18%。中位随访 23.6 个月，R0 整块切除术后复发风险为 0，分片切除术后复发风险为 41.7%。因此尽管结直肠 ESD 整块切除的可能性较大，但由于其安全性似乎比食管和胃 ESD 差，目前在西方国家 EMR 依然是治疗大多数浅表肿瘤的首选技术，ESD 仍处于发展的早期阶段。由于目前尚缺乏等级高的欧洲循证医学证据，大多数实施 ESD 的欧洲内镜医师和协会一般都遵循日本的指南，欧洲胃肠道内镜学会（European Society of Gastrointestinal Endoscopy，ESGE）建议局限于黏膜下浸润的凹陷型和不规则型 / 非颗粒型结直肠病变，尤其是当病变直径大于 20mm 时，可以考虑使用 ESD 进行治疗。EMR 应用困难时（包括混合型 LST-G、LST-NG），也可考虑选择应用 ESD。

欧洲关于结直肠 ESD 术后随访策略，尚缺乏共识，通常认为随访时间少于 3 年。对于直径 > 20mm 的病灶，ESGE（2020 年更新）建议，在术后 3 ~ 6 个月行第一次复查，以后每隔 1 年复查。有研究回顾性评估了 ESD 在欧洲中心的实施情况，整块切除率为 80%，R0 切除率为 69%，Rx 和 R1 切除率分别 27% 和 4%。在中位随访 13 个月期间，有 3% 的患者复发。使用 ESD 治疗大型结直肠肿瘤后，在中位随访 30.0 个月期间，检测到 1 例患者（1.7%）复发。一项涉及 2007 ~ 2018 年 1404 例结直肠 ESD 的 Meta 分析结果显示，ESD 整块切除率为 83%，R0 切除率为 70%，在中位随访时间为 12 个月后，患者的复发率为 4%。波兰对 15 例患者行直肠 ESD 术后 3 个月进行了随访检查，未发现局部复发。前瞻性研究报道，ESD 治疗大型无蒂锯齿状息肉后中位随访 35 个月，患者的复发率为 4.8%，出血率为 5.2%，穿孔率为 0.8%。另有一项研究报道，结直肠恶性肿瘤行 ESD 术后在平均随访 19.5 个月后均实现治愈性切除，且无复发。

对于 IBD 患者，经过 IBD 多学科会议讨论后，并考虑了患者的个人情况，可在 3 个月时随访监测切除部位，并在切除后 1 年行全结肠复查，此后每年均随访一次。研究发现，在中位随访时间为 28 个月后，15 例 IBD 患者均无复发。伴有异型增生的 IBD 患者采用 ESD 实现整块切除率为 65.9%，中位随访 55 个月期间，有一名病变直径大于 20mm 的患者复发。

第二节　我国结直肠 ESD 术后随访指南及要点

由于肠道内细菌多，内镜治疗时一旦出现穿孔，大多需要手术治疗，否则可能造成较为严重的后果。此外，即使及时行手术治疗，也不能排除急诊行造瘘手术的可能，因此，运用 ESD 治疗肠道疾病时，需慎重评估患者是否符合适应证，尽量避免出现严重的并发症。我国 ESD 主要针对以下三种情况。

（1）巨大的平坦型息肉：直径≥ 2cm 的平坦息肉建议采用 ESD，可一次性完整切除病灶，降低复发率。

（2）黏膜下肿瘤：超声内镜检查确定来源于黏膜肌层或位于黏膜下层的肿瘤，通过 ESD 治疗可完整剥离病灶；来源于固有肌层的肿瘤，ESD 切除病灶的同时往往伴有消化道穿孔，不主张强制剥离。

（3）类癌：尚未累及肌层的直径< 2cm 的类癌可以通过 ESD 完整切除。大肠类癌一般多发生于下段直肠，肠镜下剥离至肌层也不会出现腹膜炎等严重并发症；且病变位置较低，容易操作，出现出血等并发症也易于控制。

结直肠黏膜病变 ESD 术后复发率为 1.4% ～ 3.8%，异时性肿瘤发生率高达 18.9%，Meta 分析发现胃肠道间质瘤 ESD 术后复发率在 0 ～ 6.6%。研究报道，ESD 治疗侧向发育型肿瘤（LST）的整块切除率分别为 96%，病理 R0 切除率为 90.1%。在平均随访约（34.52±11.76）个月后，ESD 复发率为 3.47%，显著低于 EMR 的复发率（8.8%）。因此，为了及时发现复发、异时性肿瘤等，结直肠 ESD 术后定期随访是必要的。

2022 年国家消化系统疾病临床医学研究中心（上海）牵头，并联合中华医学会消化内镜学分会等多个学会，组织了我国多位专家基于国外相关指南及共识，并结合我国人口学特征共同制定了结直肠息肉或腺瘤 ESD 术后相应的随访策略共识。共识指出结肠镜检查结合病理检查是结直肠息肉或腺瘤 ESD 术后随访的金标准。共识推荐对于结肠息肉或腺瘤，若初次结肠镜检查质量较高，即肠道准备充分、完成盲肠检查、退镜时间（除外活检和息肉切除时间）至少保证 6min，腺瘤检出率（ADR）大于 20%，且 ESD 完整切除所有病变时，应根据息肉或腺瘤的病理性质、大小以及数量等因素综合确定其 ESD 术后的随访间隔。若结肠镜检查质量较低时，可适当缩短相应的随访间隔。若出现任何一个腺瘤的长径大于或等于 10mm、病理确诊为绒毛状腺瘤、虽为腺瘤但伴有高级别上皮内瘤变三种情况中的任何一种，则应每 1 ～ 2 年进行一次随访结肠镜检查。对于病理证实为锯齿状病变的患者，若为长径大于或等于 10mm 无蒂锯齿状息肉、伴有上皮内瘤变的无蒂锯齿状息肉、传统的锯齿状腺瘤中的任意一种，均推荐每 1 ～ 2 年行一次结肠镜检查。

目前，国内尚缺乏探究肠道病变 ESD 术后最佳随访间隔的大型研究，且已有的研究的医学证据等级不高。上海市一项对腺瘤术后患者的研究显示，低危腺瘤性息肉（1 个或 2 个且最大径< 1.0cm 的小管状腺瘤，无高度异型性）和高危腺瘤性息肉（数目≥ 3 个，有高度异型性，绒毛状腺瘤或腺瘤最大径≥ 1.0cm）患者中位复发时间均为 40 个月，两组结果无明显差异。基于此，我国

对结直肠 ESD 术后随访间隔的指南主要参考了美国的专家共识，证据的可靠性还需进一步的大型临床试验来验证。

早期结直肠癌在行 ESD 术后应结合根治度评价、病理结果切除标本完整性评估、复发的危险因素、基础疾病、并发症等方面综合考虑，制订随访计划。而我国早期结直肠癌 ESD 术后的最佳随访间隔目前尚无基于循证医学证据的指南共识。专家建议在治愈性 ESD 术后（即切除标本水平和垂直切缘均为阴性且无淋巴结转移风险）的第 6 个月和第 12 个月应分别复查一次结直肠镜，为了解有无淋巴结转移及远处转移，还需行相关影像学检查（腹部超声、胸部 X 线片、增强 CT、PET - CT 等）。若无局部残留、复发、转移或异位病灶，可延长随访时间至每 1～3 年复查一次结肠镜，但仍需结合肿瘤标志物（如 CEA、CA19-9）、相关影像学等检查。对于 ESD 术后随访发现的复发病变，如病灶仍局限于黏膜层，则可再次行 EMR 或 ESD 治疗；若病变浸润黏膜下层，则应外科手术根治切除。若早期结直肠癌在内镜治疗后肿瘤边缘不清，不能准确评价其可治愈性时，在 ESD 后第 3 个月、6 个月和 12 个月分别复查一次结肠镜，此后 1 年进行一次。肿瘤标志物及影像学检查需每 6 个月监测一次，持续 3 年，此后每年复查一次，以确定是否发生局部复发和远处转移。

据报道，内镜治疗后 pT1（SM）癌的复发或转移主要发生在 3～5 年内，直肠复发率（4.2%～4.5%）高于结肠复发率（1.5%～1.9%），因此在此期间应密切复查且复查持续时间至少 5 年，以及时发现病变。在 pT1（SM）癌中，对于需要追加外科手术切除的患者，内镜下切除并不会恶化其临床预后。因此，对于内镜治疗后的 pT1（SM）癌，虽然目前尚无明确的指南共识，依然要定期行结肠镜检查和定期通过复查肿瘤标志物、腹部超声、胸腹部及盆腔 CT 等进行全面系统的随访。

第三节　术后随访的未来趋势

ESD 自 20 世纪 90 年代末应用于临床以来，极大拓展了胃肠道病变的早期治疗范围，其对胃肠道黏膜病变和黏膜下病变的治疗效果得到了广泛认可。与外科手术相比，使用 ESD 治疗早期结直肠癌保留了大量肠组织，创伤小，保证了系统、解剖组织的完整性。与此同时带来的则是术后存在复发风险，因此 ESD 术后定期复查有利于及时发现病变，尽早处理，避免其进一步发展。研究报道，结直肠黏膜病变 ESD 术后复发率为 1.4%～3.8%，异时性肿瘤发生率高达 18.9%；对于黏膜下肿瘤，Meta 分析发现胃肠道间质瘤 ESD 术后复发率在 0～6.6%。由此可见，ESD 术后的局部复发或发生异时性肿瘤仍具有较大的可能性，定期复查是提高患者预后的重要措施。

　　既往研究显示，自费患者 ESD 术后复查依从性显著低于医保支付的患者。由于个体经济条件、社会因素的差异，患者内镜检查的依从性不可能达到100%，医疗付费方式是影响其术后遵医行为的重要影响因素。对于患者及家庭而言，每次复查除了需要支付复查项目相关直接医疗费用之外，还需承担路程用时、预约挂号排队等用时及工作请假等所致的间接费用支出。与有医保的患者相比，自费患者及其家庭承受的经济负担较大。医保对患者内镜复查依从性的影响主要体现在降低复查费用方面，因而可通过降低患者复查的直接及间接经济支出来提高其复查依从性。为提高自费患者 ESD 术后复查依从性，首先应帮助患者选择最经济的复查方案，此外，可通过优化门诊复查预约流程，减少患者挂号及挂专家号的次数，减少患者及其家庭照顾因复查就诊而导致的直接花费及时间损耗。

　　一项对 ESD 术后患者随访的认知与依从性的研究发现，患者复查的依从性随着对所患疾病性质和复查要求认知的提高而提高，但不同疾病类型间存在一定差异。术后病理为高级别上皮内瘤变的患者，复查依从性并未随疾病良恶性质认知的提升而明显改变，但随着复查要求认知的改变而有明显提升；术后病理为早期癌的患者，复查依从性随疾病良恶性质认知的提升而明显改变，但并未随着复查要求认知的改变而提升；对于胃肠道间质瘤患者，随着疾病良恶性质和复查要求认知的提升，依从性都有明显改变。患者对疾病认知不足会影响患者随访的依从性和主动性，提高患者的认知程度能够提高患者的随访率。此外，早期结直肠癌 ESD 术后预后较好，这导致患者通常会认为复查是不必要的，只在出现不适情况下于医院就诊，因而在很大程度上影响患者的复查率。同时，病变性质（黏膜病变、黏膜下病变）及医疗保险种类（农村合作医疗、城镇、其他商业）是影响患者复查依从性的独立危险因素。相较于黏膜病变患者黏膜下病变患者依从性不佳，依从性好的概率仅为 71.0%，低于黏膜病变患者（依从性好的概率为 84.0%），其可能原因是患者对黏膜下病变（胃肠道间质瘤、神经内分泌肿瘤等）的认知更为不足。因此，需要加强对患者及其家属关于相应疾病的科普教育，提高患者复查的依从性，以提高患者的随访率。

　　一般而言，可通过电话、短信及其他移动智能设备对患者进行健康宣教，帮助患者建立正确的疾病复发认知，再加以定时提醒，从而提高其复查依从性，促进术后健康状态的维持。互联网＋信息技术飞速发展，且与医疗卫生服务结合日益密切，可将患者术后复查方案与互联网＋随访相连接，通过互联网＋随访，突破时间、空间限制，强化患者疾病相关认知及对术后复查重视度，并可定期发出复查提醒，从而提高术后内镜复查依从性，降低术后复发及病情加重风险，同时也可减轻疾病经济负担，促进医疗资源高效利用，从而带来社会效益。

然而，目前临床实践中患者的随访主要依赖于临床医师的传统人工提醒，由于人工提醒工作负荷大、缺乏监督、缺乏实用工具等多种因素，导致随访工作的不准确甚至是缺失。此外，不同的医师参考的指南不同，对指南的理解也不同，这导致对需要随访患者的管理标准不一致。标准严格的医师，可能会推荐风险等级较低的患者较短的随访间隔，因此接受了过于频繁的结肠镜等检查导致手术风险以及经济成本增加；标准宽泛的医师，也可能会推荐风险等级较高的患者较长的随访间隔，从而没有及时进行复查，导致局部残留、复发、转移和异时性病变的风险增加。

近年来，随着人工智能（AI）技术的迅速发展，它在胃肠道内镜检查中显示出了巨大的价值。将繁重复杂的随访工作与擅长处理机械性和重复性任务的人工智能相结合，可能可解决传统的人工随访所带来的问题。有研究基于自然语言处理（NLP）技术自动整合内镜检查和病理报告的信息，通过识别报告中的描述自动识别高风险患者并分配相应的间隔，从而简化了临床过程。高危患者的自动化管理具有效率高、耗时短等优点，在减少医师的工作量和改善目前较低的随访率的状况方面具有巨大潜力。此外，人工智能随访系统根据指南确定的随访间隔更为客观，减少了因随访间隔分配不正确而导致的疾病进展，也避免了因多个指南推荐的不同监测间隔而造成的混乱，从而提高医师对随访间隔分配的准确性和一致性。人工智能随访系统还可实时提醒患者和医师进行随访，在患者需要随访之前自动发送短信或拨打电话通知患者前来复查，以促进对高风险患者及时主动地复查，从而提高患者的随访率，减轻医师的工作量，节省患者的经济成本。未来也需要更多的探索性研究来发现人工智能在结直肠ESD术后随访中的作用和更有说服力的临床试验来验证人工智能在临床实际随访中的有效性。